看護学生のための
教育学

―自己の再発見のために―

第4版

著
髙谷 修

Pedagogy for
nursing students

金芳堂

第4版にあたって

　第1、2版では、教育学と看護学の理論的な共通点について記述した。第3版では、看護学生の実習での看護設計の参考になるように、「1章 看護設計」と「2章 看護実践」を加えた。この中で、「教育の理論」と「教育の方法」を解説して「看護の方法」について説明した。こうして、教育学と看護学が共通する「教える理論と方法」を説明する教本となるよう努めた。第4版では各章に筆を加えた。特に、9章と「おわりに」に書いた「デジタル認知症」の癒しは21世紀教育学の使命である。

本書の目的

　本書の目的は、学生が、1章にある「看護設計」を看護の場で実践できるようになることである。学生が、本書で看護設計の基礎知識を習得すると、患者の療養上の問題点を明らかにし、看護計画を立て、実践し、問題を改善ないし解決する能力が向上する。1章に収められたレポートは、働きながら学んでいる学生のものである。この学生らは1年次に「レポート・論文の書き方」（60分講義30分レポート）を15回受講した。2年次に教育学（60分講義30分レポート全15回）を受講して後のレポートである。読者はまず、1章の学生のレポートを読んで本書の目的をしっかりと捉えておく必要がある。

　働きながら学んでいるこれらの学生は、看護の日常業務において「看護設計」を実践している。こうした看護設計ができるためには、看護設計の基礎知識と文章を書く技術、そして患者に対する温かい思いやりを習得する必要がある。本書は、学生が、これらの能力を習得できるように設計してある。本書の内容はどの章も学生に必要な内容である。特に、4章の「無知の知」、7章の「反抗期」、14章の「苦難の意味」は、学生が心に残ったと評価するテーマである。

　筆者は本書を用いて講義を行なっている。授業は講義・レポート・添削

i

とシンプルである。各章末にある「レポート課題」で、60分講義の後、学生は30分でレポートを書く練習をする。講義と試験だけの授業では文章力は育ちにくい。学生は、電子辞書を使用しながら、脳を働かせ、目を使い、手を動かしてシャーペン（鉛筆芯）で文章を書く。聞く・話す・読む・書くは一つの統合した能力なので、この授業を続けると、学生は、全人的能力が育っていく。自己を深く知ることによって他者理解が深まる。

３段落・１文を40字以内で書く

　『看護学生のためのレポート・論文の書き方』（金芳堂刊）で学んでいない学生のために、レポートの書き方について説明しておく。原稿用紙１枚は、20字×20行＝400字である。題に１行、出席番号と氏名に１行を使う。残り18行を３段落に分ける。１段当たり６行120字を３文で分ける。１文当たり40字になる。全体は３段で、１文の長さは40字以内にする。

　　３段には、過去・現在・未来（歴史構成）、事例１・事例２・事例３（対比構成）、要素１・要素２・要素３（分析構成）、問題・仮説実践・結果・実践の有効性（問題解決構成）、列挙・消去・選択（消去構成）の５つの構成がある。どれかを利用すれば、１枚のレポートを論理的に書き上げることが可能になる。

レポートによる自己評価の勧め

　本書の目的を達成するために、学生は自我を確立する必要がある。そこで、学生一人ひとりがレポートに過去を分析して自我形成史をたどる。本書の最終評価の方法は、学生のレポートによる到達度を測る自己評価を採っている。試験による評価では、知識偏重・教授者中心の権威主義的評価に偏る。筆者は、次のように学生のレポートと論文による自己評価を行なっている。

　　１．レポート課題：どんな自分を見つけたか

　　　１）文字数：400字原稿用紙６枚（全体の10％は、白紙可）
　　　　ワープロ印字の場合はＡ４サイズ１行40字40行で2,400字

　　　２）手書きの場合はインクで書く

　　　３）書式は、縦書き

４）自己評価点を100点満点でレポート末尾に添付する

　①60〜74点の場合、2,400字レポート

　②75〜88点の場合、4,800字レポート

　③89〜100点の場合、4,800字論文

レポートの構成：例

はじめに（全体に何が書いてあるかを70字程度１段落で要約を書く）

　１．無知の知で見つけた自分（ここを３段落で書く）

　２．反抗期で見つけた自分（ここを３段落で書く）

　３．苦難の意味で見つけた自分（ここを３段落で書く）

おわりに（文字数調節のために、「まとめ」とか「気づき」を付け加える）

２．4,800字以内で論文を書く

　１）テーマを教育学の範囲内で決める

　２）本題と副題をつける

　３）論文の構成（書き手の自由と責任）

　　　はじめに（要約400字：研究の動機や目的・問題・実践・結果・結論）

　Ⅰ．問題

　Ⅱ．問題解決の実際（１．目標（仮説）・２．実践・３．結果）

　Ⅲ．考察（分析。目標と実践の妥当性）

　Ⅳ．結論（実践の有効性）

　Ⅴ．まとめ（付け足し、気付きなど）

　　　謝辞（敬体文で書く）

　　　引用文献　１）…

　　　論文例：

　　　　文章苦手意識克服と文章力を向上する方法の研究

　　　　——学生参加型の教育学の講義に参加して——

　　　　劣等感を克服し人格の成熟を目指す方法の研究

　　　　——学生参加型「自分探しの教育学」の講義を参考にして——

　　　　人間関係の苦手意識を克服し良好な関係を築く方法の研究

──学生参加型の教育学の講義を参考にした実践から──
　　　グループワーク苦手を克服し、それを得意にする方法の研究
　　　──教育学の講義で学習したことを実践して──

教育は、教授者と学習者との双方向的働きかけ

　一般的に「教育は、何も載っていない皿に、できた料理を盛る作業のようなもの」と理解されているようである。しかしこれは誤解である。学習者には、誤字などの誤知識、既有知識、知ったかぶりのような曖昧な知識が既に存在している。教授者が、この上に新しい知識を盛り付けても、学習者の新知識の習得は難しい。この場合、教育は、教授者から学習者への働きかけであり一方向的である。

　「教育は、学習者の好みの料理が載っている皿に、教授者が料理を盛り付けし直すようなもの」である。教授者は、好みやカロリー、栄養素のバランスなどを学習者と相談した上で、既に載っている料理を盛り付けし直す。教育は、教授者と学習者の働きかけであり、双方向的である。

　ギリシア語のパイダゴギゲー（子どもを導く技術）は教育学pedagogyの語源である。ティーチングは注入型の教育方法である。一方、ラテン語のエデュカーレ（引き出す）が語源の教育educationは引き出し型の教育方法である。人間の基本的な能力は、聞く・話す・読む・書く、の四つである。本書では、教育は、教える者と教えられる者との双方向的な働きかけと理解して解説してある。だから、本書を使った講義では、講師は毎回60分説明して、30分で学生にレポートを求めて、書く技術の能力を育ててほしい。この時、教授者は、さらに、学習者を新しい未来へと導くことができるだろう。21世紀、学生の間にデジタル認知障害という記憶障害や感情の鈍麻が急速に広がっている。本書が看護教育に少しでも貢献できたら幸いである。

　2018年11月

　　　　　　　　　　　　　　　　　　　　　　　　髙谷　修

目　　次

1章　授業設計と看護設計　　1

1．教授者主体の学習指導・学習者主体の学習指導　　2
2．教授者は、学習者の長期目標と短期目標を作る　　4
3．学習者が自分で主体的・自律的に学習できる教材を用意する　　6
4．看護設計の実例　　8

2章　授業実践と看護実践　　15

1．教授者は、学習者の既有知識に配慮する　　15
2．教授者は、見守り、忍耐強く教える　　17
3．教え方の実例　　20

3章　教育評価と看護評価　　24

1．権威主義的評価と到達度評価　　24
2．教育評価　　26
3．評価と問題解決思考　　28
4．学習者による自己評価　　30
5．教育的役割か記録管理か　　33

4章　ギリシア時代の人間の発見
──ソクラテスの無知の知と教育方法──　　37

1．本章の目的　　37
2．哲学とは　　38
3．ソクラテスの無知の自覚　　38
4．ソクラテスの裁判所での弁明　　40
5．看護師の患者指導　　41

5章 教育愛と教育方法 ——愛の3段階—— 46

1. 愛の対象（物・価値・他者実現） 47
2. 人間を物として愛する悲劇 52

6章 教師と生徒の人間関係
——教える者は教えられる者によって教えられる—— 55

1. 教育体験（幼子の心） 55
2. 教育的関係 56
3. 親と子の関係 57
4. 看護師と患者の人間関係 59
5. 教育愛は循環し、拡大する 60
6. 「援助する―援助される」関係 61

7章 人間の発達と教育方法
——反抗期の意味は自我の目覚め—— 63

1. 子どもの心の発達段階（心；知・情・意） 63
2. 反抗期の意義は「自我の目覚め」「成長」「成熟」 66
3. 反抗の意味とその対処 68
4. 教育史における「自我」の発見（文芸復興・宗教改革の時代） 69

8章 「子どもの発見」と教育方法
——子どもは小さい大人ではない—— 74

1. ルソーの「子どもの発見」 74
2. 子ども時代の「自分自身の発見」 76
3. 人間観の変遷と教育方法 78
4. 教育モデルと教育方法 81

9章 子どもの遊びの意義と教育　　86

1．遊びの経験と育児　**86**
2．遊びについての考え　**89**
3．遊びについての諸学説　**91**
4．遊びと治療教育（エリクソン）　**93**
5．子どもと遊ぶために好きなもの、得意なものを持つ　**95**
6．子どもの遊びの急激な変化（デジタル依存症＆認知障害）　**96**

10章 道徳教育と教育方法
——子どもに盗んではならないことを教える——　　99

1．動機と償い。こう教える　**100**
2．教育史における「人格」の始まり——我と汝の対話——　**103**

11章 全人教育と教育方法 the wholeman education　109

1．全人教育と全人医療　**109**
2．全人教育論　**110**
3．自分の中の個性的全人　**116**
4．全人教育における宗教　**117**

12章 全人教育における労作教育　　122

1．労作教育の目的は全人格の教育　**122**
2．労作教育の思想　**123**
3．教育方法としての労作教育　**128**

13章 入院した子どもの教育　——病院内保育・学級——　　130

1．学習の困難な子どもの教育　**130**
2．家庭の教育的意義　**131**
3．入院した子どもの教育（病院内保育・学級）　**132**

14章 苦難の意味付けと態度価値 143

1．フランクルの苦難の意味付け 144
2．トラベルビーの苦難の意味付け 146
3．フランクルの態度価値 146
4．筆者の苦難とその意味付け 147
5．苦難の意味を見つけ出すことが困難と思われるものもある 149
6．態度価値が表現されている作品 151

15章 ガイダンスと教育的感化 153

1．ガイダンスのあり方 153
2．カウンセリングの三つの方法と応用 156
3．教育的感化 160

引用文献 167

おわりに 170

索　引 172

column 掲載ページ

p. 7　設計（デザイン）
p.23　教える—学ぶ方法
p.36　人格評価は困難
p.42　耳に痛いこと
p.51　手入れして育てる
p.59　ケンカの仲直り
p.71　反抗期は悪くない
p.84　小さい大人ではない
p.92　ハンドルの遊び

p.106　自分がわかる—相手がわかる
p.114　どう生きればいいか
p.120　自己主張と他者尊重
p.127　百聞は一労作に過ぎず
p.138　家庭は愛の満たされる場
p.150　苦難の体験—人の苦しみがわかる
p.157　ガイダンス—愛の業
p.162　粗が九十九あっても美点が一つ

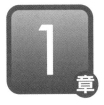

1章 授業設計と看護設計

　本章は、看護学生の実習における看護設計に役立つように、教育方法から教育学と看護学が共通する看護設計を述べた。以下の文中で、教育＝看護、学習指導・授業＝援助、教授者＝看護師、学習者＝看護を受ける人（患者・患児・褥婦・家族など）と読み替えることができる。

教育の定義

　19世紀から20世紀にかけて生きたディルタイ Wilhelm Dilthey（1833～1911）は「教育とは、成長した者が成長しつつある者の心的生を形成しようとする計画的な活動である」[1]としている。最近の文献でも同じような表現がみられる。この立場では、教育は、「成長した者」から「成長しつつある者」への一方向的な活動や働きかけである。

　　　　　成長した者　→形成→　成長しつつある者

　これに対して、木村素衞（もともり）（1895～1945）の立場は「本來の意味の教育はこのやうにして主體（しゅたい）と主體との上の如き交渉において成立し、單に教へられる者が教へる者から限定されるのではなく、教へる者もまた教えることにおいて教えられる者から原理的に常に限定されて新しき自己開發に促進せしめられるのでなくてはならない」[2]である。

　これを引き継いだ鯵坂二夫（つぎお）（1909～2005）は「教育は成熟者と未成熟者の間に行なわれる行為的伝達作用であるならば、前者から後者への限りない親の心と、後者から前者へ、すなわち部分的なるものから全体的なるものへの敬慕という子の心の相関において成立すると言われる」[3]としている。この立場では、教育は、「成熟者」と「未成熟者」の間で教え―教えられるという双方向で行なわれる。

成熟者　⇔双方向⇔　未成熟者

　本書は、「教育は、教授者と学習者の間で双方向に行なわれる行為的伝達作用である」という立場で書かれている。ここに教え―教えられ、教えられ―教えが現れ、互いに学び合う学習が存在する。そして教授者は学習者をさらなる未来へと導く。

教授者　⇔双方向⇔　学習者

　学習は教授者と学習者の二者によって成立する。この場合、どちらに重点を置くかによって、その学習の性格が異なる。

1 教授者主体の学習指導・学習者主体の学習指導

1．教授者主体の学習の長所と短所

　教授者主体の指導では、学習目標、学習方法、学習内容、学習実践、学習評価を全て教授者が決定する。一斉授業形式で行なう。一方的な講義が多くなる。この方法の長所は、多くの学習者に効率的に指導できることにある。途中で小レポートの提出を求める。間違いを訂正し返却する。評価は試験で行なう。採点は短時間で済む。

　教授者主体の指導の短所は、学習者の自律が奪われることにある。学習者は教授者から与えられた課題を達成するだけになる。させられ学習ややらされ学習になる。学習者の主体性、意欲、自尊心、積極性などは育ちにくい。反発するか、服従するかで、人格が成長しにくくなる。

2．学習者主体の学習の長所と短所

　学習者主体の学習では、学習の目標、方法、内容、実践、評価を全て学習者が決定する。この長所は学習者の自律が保たれることにある。結果までの全てが自己責任においてなされる。学習者の主体性、意欲、自尊心、積極性が育つ。人格が成長する。

　ところが、全てを学習者が決めるのだから、「嫌なもの面倒なものはやらない。楽なものや娯楽的なことに逃げる」ことになる。そのために、目標の設定、実践、成果を出すという自律学習において、自己管理ができない場合には知的・人格的な成長が少ないという短所がある。

3．教授者主体と学習者主体の長所を取り入れた学習を設計する

　教授者主体と学習者主体の学習指導は、どちらであっても一長一短がある。この短所を克服するための方法として、両者の長所を取り入れた学習指導を設計する方法がある。目標、その他を設定する場合に、教授者が一方的に決めるのではなく学習者も参加するようにする。学習実践において、一方的な講義ではなくレポートを書くなど学習者参加型の授業実践をする。評価にも、レポートや評価表による自己評価と、ほかの学習者による相互評価を取り入れる。

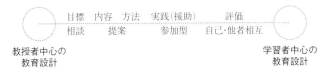

　看護師主体の看護の長所は、一定時間に一定量の援助を提供できることにある。意思を表出できない患者に必要な援助を提供する。緊急・応急処置の必要な患者に必要な援助を提供する。一人で多数の患者指導をする。看護師主体の看護の短所は、患者の自立や自律が尊重されないところにある。患者の自主性や自己管理能力が育ちにくい。患者は依存的になる。できることができなくなる可能性がある。

　患者主体の看護の長所は、患者の自主性や自己管理能力が高まることにある。隠れていた能力が引き出される。持っている能力が生かされる。やる気、意欲を生かすことができる。患者主体の看護の短所は、意欲のない患者や節制しようとしない患者の場合は問題が改善しないということである。身の回りのことができない重症患者の場合は、必要な看護が提供されない可能性もでてくる。

　看護師主体と患者主体の看護には、それぞれ一長一短がある。だから、短所を克服するために両者の長所を生かした看護設計を考案する。看護目標と援助目標を設定する時に、患者と相談して目標を設定する。援助の実践についても、患者が主体的に実践するように計画すると両者の長所を生かした看護が設計される。

患者一人ひとりの状態に合わせて、看護設計は行なわれる。また、患者個人においても、急性期では看護師主体に設計されるが、安定し慢性期に移行したならば患者主体へと変更される。ここに、個別性に合わせた看護を設計する場合のヒントがある。

2 教授者は、学習者の長期目標と短期目標を作る

　義務教育である我が国の教育課程（カリキュラム）は、文部科学省が定めている。例えば、国語の漢字は小学校の間に常用漢字 2,136 字 [4]（2010年 11 月までは 1,945 字）のうちの、教育漢字 1,006 字を学習する。中学校では残り 1,130 字のおおよそを学習する。これは長期目標である。小学校1 学年では、1,006 字のうち、80 字を学習する。これは中期目標である。7 月から 1 カ月に（一、右、雨、円、王）など 10 個ほどの漢字を学習する。短期目標は、簡単に数値化して測定できる。生徒が 10 個の漢字を学習した後、自分で自己評価すれば、達成度が測定できる。

1．夢と希望に向かう長期目標（抽象的目標）

　我々は夢や希望に向かって生きているから抽象的な目標も必要である。これは工夫すれば数値化と測定が可能である。例えば、「たくましく生きる子」という教育目標は抽象的である。

　学習者が作った物、話した言葉、為した行為を長期に亘って詳しく記述すれば、たくましく生きたのかどうか、その変化を測定し評価することができる。「物」（作品、文集、整理整頓、人間関係、人生設計、問題解決、ポートフォリオなど）、「言葉」（悲観的・楽観的、否定的・肯定的、消極的・積極的、少ない・多い、攻撃的・友好的など）、「行為」（挨拶、配慮、清潔、掃除、洗濯、炊事、身の回りの状態、パフォーマンスなど）によって内容を測定できる。これらを客観的に数値で測定するためには、記録が必要である。1 日いちにちの（作品、言葉、行為、その他）観察内容を記録しておけば、二つの状態の間の相違が明らかになる。

2．すぐに達成できる短期目標を作る

　目標を設定する場合には、まず診断評価を行なって、わかることとわ

からないこと、できることとできないことを明らかにする。そして、問題や課題を分析する。短期目標を達成していくと長期目標が達成できる。だから、次のように、少し努力すると実現する短期目標を作る。

①現実的である（理想・過去・未来に逃避しない。現実と向き合う）
②具体的である（誰が、何を、いつまでに、どれだけ、どうする）
③達成可能である（少し努力すると無理なくできる計画を作る）
④測定可能である（学習者が自己評価できると意欲が湧く）
⑤期限がある（「いつまでに」と短期間に到達できるものにする）

3. 教授者は、学習者を主語にして目標を設定する

課題達成および問題解決のプロセスには、問題の明確化・目標設定・教育実践・目標達成度の測定・実践の評価がある。この場合には、診断評価・途中評価・最終評価が重要になる。診断評価を行なって目標を設定する。「学習者が到達する学習目標」と「教授者が行なう教授目標」は分けて設定する。この目標の設定にあたって、次のことに気をつける。

学習者が主体的に学習を管理するためには、学習者からみて学習目標がわかりやすく記述されている必要がある。文部科学省が定めている「学習指導要領」は教授者中心の表現で目標を設定している。

理解させる　習得させる　育てる　考えさせる

これらは、「**教授者が学習者に理解させる**」のように、教授者が主語である。これは教授者主体の教育である。学習者からすると、「理解させられる」教育である。したがって、評価も教師が行なうものとなっている。我が国の学校教育は、教師が教えてその成果を教師が評価するという教師中心の教育である。この教育を受けた学習者が指導する立場になった時に、教授者主体の教育方法で教えようとする傾向がある。しかも、それを無意識のうちに実践しようとする。

学習者主体の教育を実現するには、学習者が到達する学習目標を学習者の視点で設定し、教材を用意し、評価基準を明示する。そして学習者が**自己評価**するように設計（デザイン）する。

①教授者は、学習者を主語にして学習目標を設定する（患者は…できる）

5

②教授者は、学習者が自分で学習できる教材を用意する

③教授者は、学習者が学習成果を自分で評価できる基準を提供する

　　評価基準例：２：よくできた　　１：ちょっとできた

　　　　　　　　０：できなかった

　実習場面では、母性・小児・成人・精神・老年・在宅の分野で患者を受け持つ。この場合には、患者を主語にした看護目標（患者が到達する目標）と、看護師を主語にした援助目標（看護師が行なう目標）を設定する。そして、この目標が達成できたかを測定する評価基準を作る。

　　目標例：患者は〜を理解する。患者は〜ができる。

　　　　　　看護師は〜を援助する。看護師は〜を見守る。

　　評価基準例：２：よく理解できた　　１：少し理解できた

　　　　　　　　０：理解できなかった

3 学習者が自分で主体的・自律的に学習できる教材を用意する

　「悟りは聞くことから始まる」という言葉がある。我々は情報を「聞く」「読む」「見る」「触れる」「匂う」「味わう」など、五感によって得る。「聞く」と「読む」は特に記憶に残りにくく、忘れやすい。だから、教授者が学習者に情報を伝える場合には、わかりやすく言語化され印刷された教材や資料が必要である。教授者は学習者に教材を用意する。

1．個別性に配慮して資料を作成する

　資料は、一般的なものも利用できるが、患者の個別性に配慮して作成する。特に患者の問題点について、放置するとどうなるか、どうしたら改善するかなど、原因や方法をわかりやすく書く。文字の大きさやイラストなども工夫する。資料から知識と知恵を習得する自律的な学習（自らする学習）が成立すると、学習者の行動に良い変容が起こる。

2．教授者・学習者が共に学ぶ

　教授者は手ずから作成した教材を用意する。教授者の熱意や配慮、思いやりなどが表れている教材は学習者に対してより説得力が増す。教授者は教材を作成することによって教材を研究している。学習者はその教

材から学習する。これは教材を介在した共に学ぶという指導方法である。まず、教授者が教材をもとにして、説明する。学習者は理解を進める。

　次に、学習者の方からの質問をする機会を作る。この過程が終わったら、教授者は学習者がどの程度理解したかを質問して確かめる（評価）。学習者の返答によって、理解し知識になったかどうかを確かめる。理解不足の場合は補足する。誤った理解の場合は訂正する。記憶・思考・推論・問題解決によって知識は獲得される。知識と知恵の伝達は、教えるという一方向で成立するのではない。双方からの質問と答えという対話によって成立する（p.43の図「共に学ぶ指導方法」参照）。

3．教材は学習を強化する

　我々は、言葉によって聞いた知識は忘れやすい。特に専門用語は記憶に残りにくい。だから、文字に印刷された教材は再学習（記憶や理解の強化）に有益である。学習者は読み返して記憶を強化する。学習者が自律的に学習するためには文字によって印刷された教材が必要である。看護師が患者に知識を伝える場合の留意点は次の三つである。1）資料を用意する。2）看護師と患者が共に学ぶ。3）患者が再学習する。

　看護師はデザイナーである。一人ひとりの患者の状態に合うように、看護のデザインを工夫する。既製品（レディーメード）を真似たような設計では良い看護を提供できない。依頼者からの注文を受けて服を作る（オーダーメード）デザイナーのように、患者の必要に合わせた看護を設計すると、良い看護を提供する道が開ける。

column

　設計（デザイン）は、無から有を生み出す創造である。ある個人にとって未知の方法を体験することは独創である。患者の問題を解決に導く看護設計は、その個人にとって独創であり、創造である。創造は、冒険であり探究である。

4 看護設計の実例

1．オムツを外す患者の思いを尊重した看護を設計

　病棟に不穏行動のある患者がいる。以前は、トイレにも行くことがで
き、便を触るなどの不潔行為をしなかった。しかし、下半身裸状態で廊
下を徘徊し、大声を発しながらドアを叩くようになった。安全を考えて
隔離室へ移動して身体拘束が行なわれた。

　筆者は、身体拘束を外して様子を見た。食事の時は不穏状態になるこ
ともなく、自分で食事も食べられ、会話をするなど穏やかだった。30
分後、スタッフから「○○さん、またオムツを外して、バラバラにして
いたから、拘束しましたよ」と報告を受けた。ダメだったかと思うと同
時に、なぜ、この方はズボンとオムツを外すのだろうと考えた。

　「もしかしたら、オムツを脱ぐ原因はオムツが濡れて気持ち悪いので
はないか」と考えながら、患者のもとへ急いだ。患者は、興奮している
状態だった。「お手洗いに行きませんか」と声をかけると、奇声を止め、
「うん」と頷いた。トイレへ誘導した。トイレで排泄を済ませると、自
分でお尻を拭き、自ら手を洗い、ベッドに戻った。「気持ち悪くて、脱
ぎたくなるんですね」と声をかけると、「うん」と頷いた。

　このこと以来、時間毎のトイレ誘導を行ない、患者の安全性が確保さ
れる以外、拘束をやめた。奇声や不潔行為など逸脱行為は少なくなって
いった。その後、患者は以前の状態に戻りつつある。

　看護設計では、看護師主体と患者主体の二つを調和することが大切で
ある。看護師は患者の問題行動に意識が取られがちである。なぜこのよ
うな行動をするのかと考える部分が抜けてしまい、患者の思いを忘れが
ちである。患者の思いを尊重した看護設計が大切である。

2．介助を求める患者へ、自立を促す看護を設計

　初めての入院患者においては、情報収集することから始まり、患者と
信頼関係が築けるまでや全体像を捉えるまでに時間がかかることがあ
る。入院してきた患者は、視力低下があり、立位歩行は可能であるが、

手引きでの誘導が必要であった。その他、精神状態により粗暴さが見られることもあるが、ADL は一部介助するとほとんど自力で行なえた。

　入院してきた当初は食事をテーブルにセッティングするだけで、自分で全量摂取できていたが、ある日から介助を求めるようになった。自分で食べる能力があるにも拘らず、手をつけようとしなくなった。そのため、誰かが介助していた。患者は介助すれば食べる。また、「食べないの」という問いには「食べる」と返答した。食思はあるが自分で食べようとしないという問題点から、患者の依存心が窺えた。自力摂取可能な患者に対し、食事介助を行なうことは適切な援助ではない。これは、患者の能力を減退させ、依存的態度の助長に繋がる。

　そこで、何が原因なのかスタッフ間で話し合って考えた。様々な意見が出た。その結果、スタッフ全員が、「患者のテーブルは、自力摂取が困難な患者ばかりが集まっている席であった」ことに気付いた。「周囲の人は介助されている患者ばかりであったことが、患者の依存する気持ちを生んだのではないか」と考え、自力摂取している患者のテーブルへと席を替えた。最初の数カ月は介助を求めていたが、様子を見ていると自分で全量摂取するようになった。介助すると「自分で食べる」と言う言葉も聞かれた。自力摂取している人の中で自分だけ介助されていることに患者自身が気付きを得たと考えられる。

　患者の持つ能力を生かしながら、生活を送ることは重要である。看護師が決めた席によって、今回、このような問題が生まれた。対策を考え、解決に繋がった。プラン一つで患者の行動や心理に影響を与える。実践からの評価と見直しを繰り返す看護設計の重要性に気付いた。

３．過飲水の患者が達成感を体験する看護を設計

　精神科の閉鎖病棟に入院している患者に、お茶や水を飲みすぎる症状が現れることがある。放っておくと、１日で５キロ以上も体重が増えてしまうまで飲み続けてしまう過飲水の症状がある。しかし、この状態は身体のミネラルバランスが崩れ、危険な状態に陥る可能性がある。

　この症状がある患者（A氏）に対し、「飲み過ぎるといけませんよ」

と何度も声を掛けても、「はい」と返事はあったが、見えない所で飲み続けていた。また、水分バランスが崩れて危険が伴うことを説明しても、Ａ氏自身に実感がないため理解できず、やはり飲み続けてしまうのだった。そこで、実際に体重が増えていることをＡ氏が自分の目で確かめるように指導した。時間を決めて体重測定を患者自身で決めて行なうようにした。そして、Ａ氏自身が決めた２キロ以上の体重増加がある場合は、コップを預ける約束をした。

　Ａ氏は、「飲み過ぎはいけませんよ」と何度声をかけても理解できなかった。ところが、自分自身で目標を決めることにより、Ａ氏は自分から進んで体重を計った。そして体重増加が少ない時は、「頑張りましたね」と褒めると、嬉しそうな笑顔が見られた。また、体重増加があった時には、自らコップを置いていくようになった。水分バランスなど、患者にとっては難しくて理解できないことがある。しかしＡ氏は、「目標が達成できた、またはできなかった」ということを基準に、水分を飲み過ぎない努力ができるようなった。

　看護設計は、看護師から一方的に指導するのでは効果が少ない。このように、患者自身が目標を決める。一つひとつが達成できた時に、看護師も共に喜ぶ。何よりも、患者自身が喜びを感じるように設計することに意味があると言える。

４．糖尿病治療の必要性を理解する看護を設計

　病棟で糖尿病の教育入院患者を受け持ったことがある。この患者は60歳台の自営業者であった。血糖コントロールのために入院していたが、常に間食をしていた。ほかの看護師から幾度となく注意を受けていたが、「自分はまだ若いから大丈夫。仕事の付き合いもあるのに、食事療法なんて無理。今、できても退院したら一緒」などと言いながら、食事療法について興味を示さなかった。「血糖値が下がったら退院できるんだろ。採血の前は間食しないようにしているし、血糖値は上がらないだろ」という言葉も聞かれた。看護師側でもう一度、初めから糖尿病について理解できるように説明し直すことにした。

糖尿病の治療について多少知識があり、合併症についても知識は持っていた。しかし、「合併症については、運の悪い人がなる」、「血糖値は、測定前にコントロールすれば医者もだませる」と考えていた。そこでHbA1cの説明を行なった。高血糖が続くことで血管も硬化する、確実に合併症に繋がっていくことなどを説明した。説明だけでは患者に伝わりにくいため、網膜症や足に起こる壊死について、写真の資料を準備し、見せながら細かく説明し、注意事項を伝えた。また、食事療法の苦手意識を克服するために、外食メニューのカロリー表を取り揃え、計算をしなくとも、自分で調整できるように指導した。

その後、間食は減った。患者は自分の苦手意識のある事項について「もう少し理解しやすいもの、やりやすいものはないか」と聞いて来るようになった。看護師と一緒に考えることができるようになった。

看護設計ではまず、患者自身の問題点は何かを知る必要がある。この患者の場合は、指導内容を自分はできないと感じていた。また、合併症についても理解できていなかったために、危機感を持てなかった。苦手意識を克服できるように写真などを使用することで、患者は合併症についても危機感を身近に実感できた。本人自身が治療の必要性を理解できるような看護設計は、糖尿病の自己管理の実践に役立つのである。

5．内服指導では、患者の思いを尊重した看護を設計

筆者が病棟で関わっている患者で、排便がうまくできていない人がいる。主治医の指示により、毎食後下剤を服用するのだが、看護師が「下剤を飲んでおきましょう」と勧めたが、拒否が強かった。時には「無理やり飲まして。院長に訴えるから」と、言うことがあった。この患者は軽度の認知症もあり、理解力が乏しい時があった。看護師たちは、患者が興奮するので避けるようになった。浣腸の使用を勧めてみた。しかし、患者は「嫌や言うたら嫌なんや」と、拒否が強かった。

ある時、筆者がその患者の部屋持ちになり、検温を行なっていると、患者が、「最近な、便が出てないせいか、食欲もなくて」と、自分の体の異変について話し始めた。「前に、便秘だと言った時に、下剤を追加

で飲んだんや。その時、苦しくて一人でトイレに行けない分、みんなに迷惑かけたし、看護師さん達は忙しそうに動き回ってて、そんな中、ナースコールはよう押さんと」と話した。

筆者は、今まで、「この患者は頑なで、自己主張の強い人」と誤解していた。この話を聞き、下剤についてもう一度しっかりと説明をし、理解したかどうか確認を行ない、患者と一緒に失便対策を考えていこうと思った。そして、再度、説明を行なった。患者に、いちばん弱い下剤、液体下剤で一日かけて出す下剤、強めの下剤、浣腸と、実際に下剤の種類、効果、内服することによるプラスな点、マイナスな点を、実物を用いて説明を行なった。患者は、いろいろな疑問を質問してこられたので、一つひとつ答えた。すると、患者から「こうやって、ほかの薬を見ながら説明を受けると、よく理解できるね」と言われた。

振り返ると、患者の言い分は聞かず、看護師サイドの考えだけで動いていた。看護設計から考えると、どうして患者は下剤を拒否するのか、その拒否の原因を解明し、アセスメントを早い段階で行なう必要があった。内服指導でも、患者の軽度の認知ということにも配慮し、患者の考えや思いを尊重して繰り返し教育を行なっていく必要がある。

6．コルセットを外さないでトイレができる看護を設計

効果的な看護設計には、①患者の意思や考えを看護師が否定せず受け入れる。②看護師が、患者主体で考えていることを伝える。③患者主体の教材を用いる。以上を充たす時、患者は自己効力感を高め、効果的な取り組みが実践できると考えられる。

筆者が実習で受け持った患者は、腰椎圧迫骨折で、医師から 24 時間腰にコルセットを装着する指示が出ていた。しかし、その患者はトイレに行く時は、コルセットを外してしまう習慣があった。病棟の看護師は、コルセットを外さないよう、患者の言い分を聞かずに一方的に注意していた。しかし、患者はコルセットを外していた。

そこで、筆者は患者になぜコルセットを外してしまうのかをしっかり聴いた。患者は、「コルセットをしたままでは、トイレの時にズボンの

上げ下ろしがしにくい」と答えた。筆者は、コルセットを外さなくても済むズボンの上げ下ろし方法を調べ、わかりやすく図を載せたパンフレットを作成した。そして、説明を行なった。

筆者は、以上の過程を経た後に、患者と共にトイレでパンフレットを見ながら練習し、動作の習得を援助した。患者は「この方法ならコルセットを外さなくてもトイレができる」と笑顔になった。また、筆者の作成したパンフレットを、時間の空いた時に読んでいる姿も度々確認できた。

このことから、患者の思いを聴く、患者主体の看護を提供する、患者が理解できる資料を用いるという方法を看護設計に取り込むことは、患者主体の効果的な援助の実施において有効である。

7. 個別性を考えて、患者と共に作る看護設計

看護設計の中にパンフレット作成がある。パンフレットは、患者の意欲向上や、回復のため、また、予防のために、どうやって行なうかなどを説明するために必要である。患者が疾患に対して、知識を少しずつ持てて、患者自身が疾病を理解することは、治療上の中でとても大事なことである。患者が自ら実践し、理解を深めることで、今後の回復の過程や予防へと繋がっていく。提供する側である看護師としても、患者の意欲が向上し自己実践することで、その後の看護が展開しやすくなる。

パンフレット作成には個別性が必要となる。性別、年齢、性格、理解度も違えば、同じ疾病でも症状が異なることなど、多々ある。それら全てを把握した中で作成しても、活用されず、意味のないものとなってしまうこともある。また、看護師としては、提供する立場であり、何が必要か、どのようなことを注意する必要があるかを学習し、さらに、それをわかりやすく簡潔にまとめる必要がある。

過去に筆者も実習の時にパンレットを作成したことがある。その患者は高齢の男性で、腰椎圧迫骨折による腰痛があり、車イスに乗る時も、体位変換、さらに咳嗽する時にも腰痛が出現する状態だった。そのため、リハビリの遅延もあり、下肢筋力低下の状態であった。そこで筆者は、筆者がいない時にでもできる簡単な床上リハビリのパンフレットを作っ

た。それを見て患者は、筆者の不在の時もやっていた。その結果、下肢筋力は保たれるようになった。

　看護設計をする際、看護師の考えだけで作るのは良くない。患者に不快感を与え、意欲の低下へと繋がる。患者の個別性を考えて、患者と共に作り、内容があるようなパンフレットが望ましいと考えている。

8．既有知識や誤知識を確かめてから指導を設計する

　小児科外来に、母乳育児をしていた若い母親が全身に発疹のある乳児を連れて来た。検査すると、タマゴにアレルギーがあることがわかった。そこで、医師は、タマゴを除去した食事をするように指導した。その母親は「わかりました。タマゴを食べないようにしたらいいのですね」と言って、帰った。2、3週間経過しても改善が見られなかった。医師は「食事からタマゴを除去していますか」と尋ねた。母親は「タマゴを買っていないので、食べていません」と答えた。

　そこで看護師は「1週間、どんなものを食べていたかを教えてください」と尋ねた。すると、クッキー、プリン、茶わん蒸しなどのほか、「大好きなマヨネーズをたくさん食べていた」と話した。マヨネーズはタマゴの黄身に酢を混ぜて作られる。その若い母親はこのことを知らなかった。医師は、「タマゴとタマゴを使った製品」という説明が不足だった。タマゴは、ケーキなど多くの食品に含まれている。

　これらの例のように、教える立場の者は、1を聞いて10を知るような人にではなく、10を聞いて1を知るような学習者に教えるという自覚が必要である。指導に当たって、既有知識と誤知識を確認することは大切なことである。

レポート課題

＊　看護設計のあり方の考察。

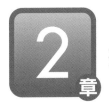

2章 授業実践と看護実践

知識は既有知識と新知識に分けられる。学習者は新知識を獲得する時に、既有知識を用いて新知識を獲得しようとする。だから教授者は学習者の既有知識に配慮した指導をする必要がある。

1 教授者は、学習者の既有知識に配慮する

1．学習者の既有知識を役立てる

『授業を変える』の著者は［一般に「生徒たちは空っぽの皿で、その皿に知識を満たしていくのが教師の役割だ」と考えられている］[5]と書いている。ところで、新知識の獲得という学習において「皿に知識を満たす」という譬えは正しくない（モデルA）。皿の上には、生徒の好みによって選ばれた食べ物が既に載っているのである。知識は普段着（インフォーマル）の知識と式服（フォーマル）の知識に譬えることができる。生徒達は既に普段着を着ている。「皿に知識を満たす」という譬えの学習では、教師が、既に普段着の知識を獲得している生徒達に、無理やり式服の知識を着せるようなものである（モデルB）。これでは、生徒達はしっくりしないから式服をすぐに脱いでしまう。つまり、式服の知識（新知識）は身に付かない。

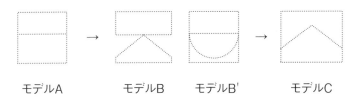

モデルA　　モデルB　　モデルB'　　モデルC

教師の役割は、生徒達が普段着の知識と式服の知識を整合的に関連付けることができるような学習環境を提供することである（モデルＣ）。例えば、糖尿病の自己管理で失敗し入退院を繰り返している患者の場合、看護師の役割は、「皿に知識を満たす」というような知識を与えることではない。看護師の役割は、患者の既有の知識を尊重しつつ、家庭での普段着の知識と病室での式服の知識の関連を指導するものである。食事摂取量や運動量、お付き合いなど生活全般についてと、糖尿病の自己管理の関連を振り返る。すると、既有の知識から新知識へと患者の学習が始まる。

２．教授者は、学習者の誤概念に配慮する

　「生徒達の初期理解は、乱雑に織られた布地のようなものである。したがって、学習指導とは、生徒達が自分でその糸を解きほぐし、１本１本の糸にラベルをつけ、再び正しく織り直すのを手助けすることにほかならない。その際、教師は生徒たちの信念を否定するのではなく、生徒たちがあらかじめもっていた素朴理論を科学的理論と整合的に統合できるように手助けすることが重要である」（『授業を変える』p.15）。

　学習者は不完全な知識の概念を持っていることがある。そのために、不完全な知識で新知識を理解しようとする。日本の小学生は「月の満ち欠けは、地球の影によってできる」と信じている生徒が多くいる。ところが正解は、太陽・月・地球の位置関係からできる、月自身の影である。不完全な知識の概念では、新知識を獲得することはできない。

　正しい知識を持った患者は自己管理に成功していると推測される。誤った知識を抱いているから患者は教育入院してくるし、誤った知識のために自己管理ができないのである。このような患者には、誤った知識を否定することなく、誤認識であることが気付けるような、自尊心を尊重した指導が求められる。

　「ジュースは水と一緒である」（つまり、ジュースには栄養もカロリーもない）と誤認識している患者がいる。この患者は、ジュースやビール、スポーツドリンクなどには、カロリーがないと誤認しているために、１

日の総摂取カロリーからジュース類を排除してしまう。そのために、カロリーコントロールという新知識を正しく理解することができない。このような場合には、ジュースを飲んだ後で血糖値を調べて、数値が上昇していることを確認するように指導する。こうすれば誤概念を修正することができる。

　糖尿病患者には、食直前の血糖降下薬の内服時刻について、間違った認識を持っていることがある。患者は、食事前ならいつ内服しても良いと思い、食事30分前頃から内服していた。この場合、食事までの30分の間に内服薬の効果で低血糖症状の昏睡が発生する可能性がある。低血糖症状を避けるために、食事直前に内服する必要がある。内服後30分後に血糖値の測定をして確かめれば、誤知識は改善すると推測される。

　看護師が単に説明を繰り返すだけでは、患者は誤概念をなかなか修正できない。しかし、自分自身でジュースにカロリーがあることについての問題に取り組んだ後であれば、直接的に説明し教えると効果的である。看護師は、患者の持つ既有知識に配慮しつつ、必要に応じて指針を与える。看護師が患者に新知識を伝える場合に配慮すべき点は三つである。1）患者の持つ既有知識と誤知識を確かめる。2）あからさまに否定せず、自尊心を尊重する。3）患者が自分で気付くように指導する。

2 教授者は、見守り、忍耐強く教える

1．譬えを使って説明する

　授業に入る前に「導入」と言われる機会を持つ。これは、学習の動機付けでもある。これから学習を開始するという心の備えの時間を作る。授業では5分から10分くらいとされる。互いに自己開示を行なって親和を深める。人は自分を開示する人に対して心を開いて話をする。また、人は話をしたいという思いがある。だから、聞く・聴く・訊くというスタンスもまた有効である。雑談をしながらでも、本題に結び付くように話を進める方法もある。これは、自己紹介、雑談、共感、共有、指導、感化、教育レベルへと進んだら成功である。

実習で、初対面の患者に関わる時には、この導入は大切である。話し好きの患者の場合は自己開示が進むので親和が成り立ちやすい。しかし、物静かな患者の場合は、実習生の方から自己開示をすると効果がある。人は一般に自己開示する人には心を開きやすいものである。

　学習者の理解度は社会的背景、学歴、職業などによって異なる。しかし、全ての学習者に譬えを使った説明は理解するのを助けることに有効である。直喩は「例えば……と同じようなものである」と、直接に比較する方法である。本書には多くの譬え話を挿入している。「空っぽの皿に満たす」「普段着の知識と式服の知識」「乱雑に織られた布」の譬えは、抽象的で難しい概念を説明する場合に役立つ。

　場合によっては、面白い譬えを考えだす。「数学の「－」（マイナス）は借金のようなものだ」という譬え方がある。一理あるが、正しくない側面がある。「では、借金と借金を掛けるとプラス（財産）になる。これはなぜ？」は、笑ってごまかせる面白い話である。マイナスには、０（ゼロ）を基準にして方向と位置を表すものと、量の不足を表す意味がある。この場合のマイナスは方向を表す。－３は０から左に３の位置を表す。これに－２を掛けると方向が変わる。それを２倍するという意味である。答えは０からプラス方向に６である。マイナスを借金に譬えるのは正しくない。

　病気は人生に対する信号機のようなものである。青色は健康、黄色は検査が必要、赤色は入院治療が必要である。糖尿病は「自動車で言えばエンジンオイルが不足したようなもの。ガソリン（栄養）があるだけでは走れない。インスリンはエンジンオイル（潤滑油）のようなもの」と説明する。

２．教授者は、学習者が教えるという体験をするように教える

　教育は教授者の働きかけ、学習は学習者の営みと考えることができる。学習者の学習形態は、他律的学習、孤立的学習、自律的学習、協働的学習が考えられる。他律と孤立学習では、学習者は教授者から教えられた内容を暗記して、それを教授者に答えるという方法である。これに対し

2章 授業実践と看護実践

て、自律と協働学習は、理解して習得した内容を家族や友人、知人に説明する体験や、ボランティアの実践が行なわれる。つまり、学習者は教える・与える・援助する・助けるという体験学習をする。教えるという体験をすることによって、理解がより増す。教える面白さを体験すると、学習する意欲がより増す。喫煙習慣を克服して間もない人が、喫煙を克服しようとうとしている人を助けると、助ける方の人が喫煙の誘惑から守られるという例がある。

『看護学生のためのレポート・論文の書き方』[6]筆者著（金芳堂，2013年）6章にある「患者が実習生に習字を教えた」という援助は、この良い例である。実習生は教えられるという役割を演じる。これも援助方法の一つである。一般的に、人は教えるという体験をすると自尊心が高まる。自己の存在価値が確かめられ、やる気がでて意欲的になる。

患者が、看護師から学習した病気の内容・療養などを、伴侶や家族、友人などに教えるなど、ボランティアをする学習プログラムを設計する。これは患者の自律性や自己管理能力を高めることに役立つ。

3．教授者は、指導の途中で立ち止まって見守る

指導の途中で、教授者は学習者がどのくらい理解できているかを、質問して確かめる。もし、表情・仕草などで理解できていない様子だったとしたら、次の三つの中から選択する。1．戻る。2．立ち止まる。3．進む。しかし、「進んで終わり」では、学習者はできない結果になる。教授者には立ち止まって戻るというスタンス（姿勢）が求められる。立ち止まり、見守ることをアンカリング（錨を下ろす）と言う。

学習をするのは学習者本人である。教授者は灯台の役割をする。学習者が港から出港し目的地まで無事に航海できるように、「どのように理解しましたか」「どこまで理解できましたか」「わからないところはどこですか」と、理解のコースをたどって見守る。こうして無事に目的地までたどり着けるように導けたならば、指導は成功である。

教授者は一人で立ち向かうのではない。教える集団はチームで学習する組織でもある。三人寄れば文殊の知恵という諺がある。一人では不可

能なことでも、チームで立ち向かったら可能になる。看護師はスタッフ全員で、自律・責任・協調・貢献・敬意をもって当たる[7]。実習生もチームで看護に当たる。メンバーは自律して責任を担いつつ、ほかのメンバーと協調する。全ての人に敬意を払ってチームに貢献する。

４．忍耐強く指導する

　教授者には、学習者の理解が遅くても、「見守る」「待つ」「何度でも繰り返して教える」という忍耐強さが求められる。かつては自分も見守られた学習者だったという自覚が忍耐強さの秘訣である。何でも知っていてうまくできる人は、「どうしてわからないの、どうしてできないの」と思いがちである。わからないしできないからこそ援助が必要なのだ。

　しかも、今まで見てきたように1回や2回ですぐにできるようになる人は少ない。また、既有知識の誤概念に気付いて修正できたとしても、少し時間が経つと、以前の誤った知識が湧いて出てくることがある。こんな時こそ、指導者自身がかつては自分も忍耐強く見守られてきた学習者だったことを思い起こす必要がある。

　「話し」と「話」の送り仮名は、動詞形では「話し言葉」、名詞形では「その話」と使い分ける。筆者がレポートを添削していると、何度でも間違う学習者がいる。動詞形では「話さない。話します。話す。話せば。話そう」と書き込む。これは時間のかかる作業である。だが、自分もかつては学習者だったことを思い出すと、楽しい作業になる。通信教育の恩師を思い出しながら添削指導している。

3 教え方の実例

１．プライドを傷付けないように配慮

　患者の思い込みなどで、間違った知識を持っている人もいる。そういう患者に指導するのは難しい。患者のプライドを傷付けないように配慮する。例えば、造影CTの検査を施行する場合は、朝食は絶食である。しかし、血圧の薬や心臓の薬は服用してもかまわない。ところが、「朝食を食べていないからという理由で薬を服用しない患者」がいる。その

せいで、慣れない検査をする緊張と、薬を服用していないことで血圧が上がってしまい、検査がなかなかできないことがある。患者の間違った知識により、病気が悪くなることもあるので、患者の性格や学習への意欲がどの程度あるのかを考えながら、その人のペースに合わせて新しい知識を学習できるまで、繰り返し指導する必要がある。

2．自尊心を尊重する

　新しい知識を伝えようとすると、今までの経験が否定されたかのような態度を取る患者がいる。それがもし誤った知識の場合でも、訂正することは難しい。否定された患者は一定の間、看護師を批判することもある。患者の自尊心を傷付けずに接するには、一方的では良くない。筆者の場合は自分も患者と同じ立場であったと伝え、話しかけることも行なっている。患者の誤知識を自分もそう考えていたと伝えることで、少なからず自分への否定と捉えられることはなくなると思っているからである。「自分と同じ考えであった人が、違うことを言っている」と、感じさせることができれば、新知識も受け入れやすいのではと考える。

3．間違った既有知識を尊重しつつ説明

　ある患者には抗癌剤を使用して、並行しつつもう一つの治療を行なうことがベストであった。医師が説明すると、患者は「副作用が強く、ぜんぜん効かないことがほとんどだと聞きました。なので、抗癌剤はしないで、もう一つの治療だけお願いします」と言った。患者は雑誌などから間違った既有知識を持っていた。意思は強く、抗癌剤を拒否していた。筆者は患者の既有知識を尊重しつつ、抗癌剤の作用、必要性、なぜ今なのかについて説明した。やがて患者は新知識を理解し治療を受け入れた。誤知識や既有知識を否定せず、説明することは大切である。

4．既有知識の排除には傾聴

　「勝手に、歩けとか言われて、なんで毎日まいにちしんどいことをしなければならないの？　させられてたら、やる気が出ない」「自分で目標を作ると、頑張ろうと思う」。既有知識はなかなか排除されず、訂正しにくい。そこに新しい知識を導入することは容易ではない。既有知識

の内容をどの程度持っているかを傾聴していく。その知識を評価し何が不足しているか、間違っているかを知る。そして、不足していること、間違っていることの理由を付け加えながら、ゆっくりと時間をかけて説明していくことが大切である。また、患者の質問にもわかりやすく説明し、訂正できたかの確認をする。

5．譬えの例（ボールとミットに譬える統合失調症）

統合失調症は、脳内のキャッチボールに譬えられる。ボールが神経伝達物質、ミットが受容体である。ボールとミットの数が同じだと正確に情報が伝わるが、多かったり少なかったりすると、正確に伝わらない。ボールが多い状態になると、受けきれないボールは幻覚として現れるといったように譬えることができる。

6．譬えの例（ストレスは心の花瓶に汲まれる水）

人は心の奥に花瓶を持っている。そこにストレスという水が汲まれる。ストレス発散は、花瓶の中の水を抜き、水があふれないようにすることである。この花瓶から水があふれ出る、それが症状の出現、および発症である。一人ひとりが持つこの花瓶は大きさや抜き口が異なっているため、水の溜まる量や時間などに個人差がある。これは、ストレスだけでなく、ドーパミンの量としても譬えることができる。

7．譬えの例（幻聴はラジオの声）

統合失調症患者が幻聴を訴えた時には、ラジオであると譬えて説明する。幻聴には、声をかけたり、指示をしてくるものがある。すると患者は幻聴に不安を感じ、看護師に訴える。幻聴に左右される人は、その声に反応して、混乱、不安を招く。幻聴と現実の区別がつかず、混乱する。幻聴と現実の音に区別をつけられるように、ラジオから流れてくる声に譬えて、幻聴と違う音、一つひとつ本人に説明する。患者は、幻聴がラジオのように一方的に流れて話しているだけだと認識し、聞き流すことができるようになっていく。

8．尋ねて確かめてから、正しい知識を伝える

インスリンは即効型と持続型がある。働きながら学んでいる学生は、

ある患者の血糖値が安定しなかったので、どのように注射しているかを尋ねてみた。その人は「血糖値が安定している時は注射しない」と言った。そこで、持続型インスリンは血糖値が安定していても注射していいということを説明した。やがてその患者の血糖値は安定した。

　教える時の要点は、「既有知識を役立てる」と「誤概念に配慮する」である。正しい知識を持った人の既有知識は確認しやすい。また、その人は自己管理ができているし、新しい知識を受け入れやすいと考えられる。しかし、誤概念や素朴概念のある人は、既有知識の確認が難しい。自尊心が付随しているので、否定しないなどの配慮が必要である。また、その人が自己管理に失敗している場合には、新しい知識を受け入れるのも難しいと考えられる。

　教える者は「譬えを使う、教える体験をしてもらう、立ち止まって見守る、忍耐強く教える」を習得する必要がある。この技術を習得するために、グループワークや係活動の体験などが用意されている。これらの活動に積極的に参加するならば、教える技術を習得できるだろう。

レポート課題

＊　看護指導の実践の考察。

column

　「教えることは学ぶことの素晴らしい方法だというのに。……"私は一度一通りそれをやってみて顔をあげてみた。ところがクラスの皆の生徒の顔がぽかんとしていることがわかった。彼らは明らかに理解していなかったのである。私は二度目にまた一通りやってみたが、彼らはそれでも理解しなかった。そこで私は三度目をやってみた。そこではじめて、この私がそれを理解したのだった"」。

『教育の過程』J・S・ブルーナー 岩波書店 1960 p.115

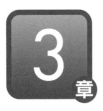

3章 教育評価と看護評価

　教育には、教育目標・教育方法・教育内容・教育実践・教育評価の五つの要素がある。目標を設定し内容を用意し実践が行なわれたら、次に評価が行なわれる。本章では、教育評価の思想、教育評価と教育測定、教育評価の実践から教育方法を述べる。ここから、看護評価の参考になるように記述した。看護目標・看護方法・看護内容・看護実践の次に、看護評価が考えられる。看護評価は、患者の益のために行なわれる。

1 権威主義的評価と到達度評価

　評価の思想として、権威主義的評価、理想主義的評価、合理主義的評価[8]がある。権威主義的評価では、相対評価が行なわれ、評価者が主観的に学習者に上下の序列を付ける。理想主義的評価では、人を評価することは教育上良くないから行なうべきではないとして評価しない。それぞれの生徒が成長発達を遂げれば良いとする。合理主義的評価では、教育目標への学習者個人の到達度を評価する。また教授者の指導のあり方を合理的に評価する。現代社会は評価から逃れられないから、理想主義的評価は教育評価から除かれる。我々が為す教育評価は、権威主義的評価と合理主義的評価である。我々は、権威主義的な教育評価を長く受けてきたために、権威主義的な評価に陥ることがある。これを防ぐのが成長を見る合理主義的評価である。

　　権威主義的評価：相対的にする…比べ序列をつける…優劣を見る…非人間的
　　理想主義的評価：評価しない　…放置
　　合理主義的評価：到達度をみる…個人の進歩を見る…成長を見る…教育的

3章 教育評価と看護評価

1. 権威主義的評価（相対評価）

　相対評価は権威主義的評価である。2001 年 4 月、文部科学省は長い間行なってきた相対評価を廃止する通達を出した。義務教育の評価は、目標に準拠した到達度評価（絶対評価）に改められた。

　個人の成長発達の測定方法は二つある。権威主義的な相対評価では、他者と比較して評価する。ある個人を複数の他者と比較して順位を付ける。ある生徒が努力して得点が少し上がったとしても、全体の平均点が高ければ、個人の評価点は上がらない。相対評価は、個人の努力を尊重した評価をしない。非人間的であると批判されてきた。

　高等教育機関では相対評価が利用されている。入学試験の合否では一定数の人だけを合格とするのだから権威主義的評価である。我が国では長く管理教育の権威主義的な相対評価が行なわれてきた。2001 年に文部科学省が廃止したにも拘らず、その弊害がトラウマのように学習者の心に残っている。その学習者が教授者の立場を担っている現状がある。今後、相対評価の弊害は正される必要がある。

2. 到達度評価（絶対評価）

　相対評価における非人間的な評価の欠点を克服する方法が、到達度評価である。学習者の成長度の評価は、教育目標に準拠して学習者の努力と進歩、成長や発達を尊重して行なわれる。到達度評価は、個人内比較評価とも言われる。ある個人の過去の状態と現在の状態を比較してその変化を成長として評価する。

　実習で、学生は患者を受け持つ。生活上の問題を改善ないし解決するために様々な援助を行なう。自力摂取が困難な患者が自助具を使ったり、練習したりすることによって自分で食事ができるようになったとしたら、患者は成長したと言える。この援助は高く評価される。こうして患者一人ひとりの個性を尊重して、成長を評価する。患者の成長発達という益のために看護評価は行なわれる。

2 教育評価

1. ソーンダイクの教育測定

　教育評価は古来、教授者による主観的・権威主義的な評価が行なわれてきた。これが改善されたのは 20 世紀初めになってからである。アメリカの心理学者 E・L・ソーンダイク（1874 ～ 1949）は客観的・数量的な評価方法を教育学と心理学に歴史上初めて導入した。彼は教育評価に、measurement（測定）という概念を使った。

　教育評価の方法は、権威主義評価→測定評価→相対評価→到達度評価と変遷してきた歴史がある。ところで、主観的評価を客観的評価に改善するために導入された「測定評価」という用語は、「人格については測定できない」ので、用いられない。ただし、ソーンダイクの考え方は、到達度評価という考え方に変わって役立てられている。

Whatever exists at all exists in some amount. To know it thoroughly involves knowing its quantity as well as its quality. Education is concerned with changes in human beings; a change is a difference between two conditions; each of these conditions is known to us only by the products produced by it — things made, words spoken, acts performed, and the like.[9]

Edward. L. Thorndike

「すべて存在するものは何らかの量においてある。それを完全に知ることは、その質と同じく、その量を知ることを意味する。教育は人間における変化に関係している。一つの変化は二つの状態の間の相違である。それらの状態の一つひとつは、それによって生み出された物、すなわち、作られた物、話された言葉、為された行為などによって我々に知られる」（髙谷訳）。

　ソーンダイクの考えは五つに要約できる。「どんな人でも、知的特性は変化する量においてある」[10]（変化量）。「為されたことの前後で、二つの量の相違は測られるべきである」[11]（測る）。「それを知ることは、質と量を知ることである」（質と量）。「変化は二つの状態の間の相違である」（相違）。「人格の成長は、作られた物・話された言葉・為された行為で評価される」（物・言葉・行為）。

教授者の教育実践と、学習者の学習経験が終了すると、さらに新たな学習展開のために評価が行なわれる。まずテストや測定が行なわれ、その後に評価が行なわれる。それは単なるテストや測定ではなく、評価と言われる。全人格は単なる数字で測定できない。人格の成長発達は、行動などの変化によって知ることができる。それゆえに、人格は評価すると言われる。

2．評価のための注意深い観察と具体的な場面記録

学習者の学習・人格・態度などの評価は、ソーンダイクの言葉を参考にして推進されてきた。看護教育における教育評価も同様である。患者の変化は、作品・言葉・行為によって知ることができる。

人間の能力は、ペスタロッチ（1746 ～ 1827）によれば[12]、知性・思いやり・技術である。小原國芳（1887 ～ 1977）による価値は[13]、真・善・美・聖、そして、健康と経済である。

患者の断片的・部分的な記録は、全人格的には虚像の場合がある。一方、患者の作品・言葉・行為についての観察記録は、患者の人格性や態度の全人格的評価に貢献する。したがって、看護師には、援助開始前と援助後の患者の二つの間の変化を知るために、深い人間知や豊かな教育愛を基礎とした、注意深い観察と詳しい具体的な記録を残す作業が求められる。こうした努力の後に、より客観的な評価の道が開かれる。

作られた「物」（カロリー管理、運動量管理、水分管理など）、話された「言葉」（悲観的・楽観的、否定的・肯定的）、為された「行為」（挨拶、配慮、身の回りの状態など）は時間と共に変化する。1日毎にある場面を具体的に記録しておけばその変化を評価できる。観察記録はその変化を知るための根拠となるものである。これらを客観的に評価するためには、観察と記録が必要である。

場面情報を文章化する場合の要点は「誰が・いつ・どこで・何を・誰と・どのように・なぜ・どうした」である。これらの視点で文章化すれば、その記録は変化を測定する記録となる。

3 評価と問題解決思考

1．問題解決のプロセス

　評価は実践科学の問題解決思考の過程において重要な要素である。問題は結果と、仮説・実践は評価と密接な関係にある。問題解決思考においては、実践の有効性が評価である。目標達成を目指した教育においては、特に目標の達成度の評価が重要になる。問題の改善結果に成果があった場合は実践が高く評価される。

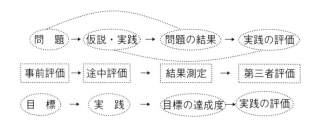

事前評価（診断評価）：まず事前評価（観察や問診、記録調査）を行なって患者の必要と問題点を知る。その上で看護目標（患者の到達目標）と援助目標（看護師の行なう目標）を定める。

形成評価（途中評価）：看護援助を実践して、看護目標や援助目標、援助の実践を途中で評価する。必要ならば、目標と実践のあり方を修正・改善する。こうして患者の必要としている援助を実践する。やがて看護や実習が終了する。

最終評価（結果評価）：患者の到達度を明らかにして、その後、援助実践の有効性を最終的に評価する。これを学生自らが行なった評価が自己評価である。

第三者評価：学生が書き上げた事例研究や実習記録を教員が評価することは第三者評価である。

2．問題解決の態度

　問題解決の態度には自律と他律がある。個人が単独で生きていく場合

は、自律の態度が重要である。しかし、社会の中で生き、チームで仕事を行なう場合は、自律と他律の調和が必要となる。チームで行なわれる仕事の問題解決では、自律だけでは独り善がりであり、ミスのおそれがある。また他律だけでは責任能力がない。リーダーは自律して責任を果たしつつ、メンバーに依存して解決にあたる。一方、メンバーはリーダーに依存しつつ自律して責任を果たす。社会は、このように自律と他律が調和した人物を必要としている。

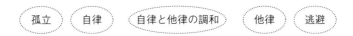

　問題解決の態度には、自律と他律のほかに孤立と逃避がある。自律に傾いていると孤立するようになる。何事も自分一人でできる人は相談する必要がない。また相談する勇気がない人もいる。これらは孤立している。コミュニケーションが苦手な人はこの傾向になりやすい。できてもできなくても「ちょっと手伝って。聞いて」と頼ることによって、コミュニケーションのきっかけができる。そして、自律と他律の調和を保てる。
　一方、他律に傾いていると逃避するようになる。問題を解決する自律的な能力がないので、一人で問題を抱えた時に、逃避してしまう。これでは解決しない。解決のためには、問題に対して自律して立ち向かう必要がある。人生の個人的な問題の解決には、孤立と逃避が使われる。しかし、チームで行なわれる教育や看護などの仕事の場合、孤立や逃避の態度では問題は解決できない。良いチームワークには、自律と他律の調和した態度が求められる。筆者の 2012 年調査学生 198 人によると、おおよそ、他律型 58％、調和型 15％、自律型 19％、その他（孤立・逃避・傍観・自律他律の不調和）8％だった。チーム医療における問題解決に当たっては、調和型へと成長する努力が求められる。
　良いチームではメンバーの特性が生かされる。報告・連絡・相談、そして、確認・評価によって業務に当たる。この過程には、高尚な自律、責任、協働、貢献、そして、労いと感謝による敬意が存在する。

4 学習者による自己評価

1．肯定的評価と否定的評価（正の評価と負の評価）

　人は人に対して評価を行なっている。「好き・嫌い」「面白い・面白くない」など、前者は肯定的評価であり、後者は否定的評価である。一般的に人は肯定的評価を受けると、自信がつき自尊心が高められ、向上しようとする。反対に否定的評価を受けると、意欲を失い自尊心が衰え、向上心も少なくなる。

　「五つ教えて三つ褒め、二つ叱って善き人にせよ」という諺がある。評価する場合、まず良い点を評価する。その後で不足している点や欠点を教えると、学習意欲を育てることができる。これは教育愛の一つである。肯定的評価を行なうことによって、学習者の意欲や自尊心を引き出すように努める。ハイム・ギノットが『先生と生徒の人間関係』[14]で書いた例は、肯定的評価の一つの模範である。

　先生は、自分の似顔絵が黒板に描いてあるのを見つけた。それは特徴をよくつかみ、正確でこっけいなものであった。教室の生徒たちは先生の反応を見ようと待ちかまえていた。先生は、しげしげとそれを眺めてからこう言った。「これはあまりによく描けていて、消してしまうには惜しいね。この芸術家君に紙に写しておいてもらおうか。これがこの有能なる漫画氏への私の賞賛の言葉だ」。
　この教師は、円熟したところを、十分に見せてくれている。彼はこの痛烈な絵に対して、何の個人的な憎しみも持たず、子どものいたずらによって傷つけられることもなかった。犯人を見つけ出そうとしたのでも、その犯人を辱めようとしたわけでもない。実のない説教や道徳を避け、その独創性に勇気を与え、画才に敬意を表したのである。

2．自尊心が育つ自己評価の効果

　学習者（患者）による自己評価が行なわれるために、まず、自己目標を設定する必要がある。自己目標のないままに授業や実習が進むと「させられ学習・実習」となってしまう。この態度は他律である。これでは人格の成長や発達が期待できない。自己評価もできない。自己評価に先

立って、学習者（患者）は自己目標を設定する。努力した後で自己評価を行なう。自己評価には次の効果がある。

　学習者（患者）は自分を振り返る機会が少ない。自己評価によって人格の成長を確認する。また、不足点から新しい目標、今後の課題を見つける。自己評価によって、目標に対して、自分の学習の進歩を過去と現在を比較して評価する。さらに、努力したことや責任を負うこと、自発的に行なった行動の質を評価する。自己評価によって何らかの進歩を確認することができる。すると自己受容が進み、自分の力を信頼するようになる。自己評価には、自尊心を育てる効果がある。こうして学習者（患者）の自己管理能力が向上する。

3．個人内比較と他者比較による自己目標の評価

　自己評価では、目標に対する到達度と実践の有効性を評価する。さらに、個人内比較評価と他者比較評価を加えて自己評価をする。個人内比較だけでは、自分に甘い人は他者から見ると高すぎる評価になりがちになる。一方、自分に厳しい人は、他者比較評価の場合には、自分よりも優れた人と比較して低すぎる自己評価になりがちになる。

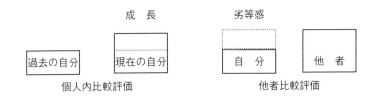

　そこで、高過ぎる自己評価を防ぎ、また低過ぎる自己評価を防ぐために個人内比較評価と他者比較評価を調和させて自己評価を行なう。他者の視点のある評価はより客観的な評価に近づく。

4．失敗から学ぶ問題解決

　「天才とは99％の努力と1％のひらめきである」とエジソンは言った。問題解決は、いつでも成功するとは限らない。一つの成功の陰には99の失敗が存在しているものである。しかし、その失敗は無駄にはならな

い。真に思考する人は成功から学ぶ以上に失敗から学ぶ。失敗は、人生の問題解決のために支払う高い授業料のようなものである。失敗は、解決のための仮説にいかなる修正を加えるべきかを教えてくれ、問題解決の能力を鍛えてくれる。「賢い人は多くの失敗をしている」という名言がある。人々は失敗に修正を加えて、成功する知恵を学習するのだろう。このように考えると、子ども達の失敗体験は学習であり、成長そのものだと言える。

5．評価を持たない教育は闇夜に弓を射る行為

　教育目標の実現を目指して、教授者は授業を実践する。その後で、目標が実現できたかどうかを確かめるために教育評価を行なう。学習者が目標を達成できたら、次の課題へと進む。もし学習者が目的を達成できなかった場合は、その原因を追究する。設定した目標の妥当性を検討する。目標が高過ぎたのであれば、低くしたり改善したりする。目標が妥当であれば、生徒に再学習を求める。また、教授者の指導のあり方に欠点があれば、指導を改善する。このように、評価は学習者の成長発達という益のために行なわれる。

　先に述べた理想主義評価では評価を行なわない。これは権威主義的評価の非人間的な評価に対する批判として考えられたものである。しかし、もし評価がなければ、学習者の到達度や教育目標の妥当性を知ることも、指導のあり方を改善することもできない。フレッシャー Flesher は、「我々は評価によって生徒の要求と教育の目的を知ることができるのである。評価をもたない教育は、闇夜に弓を射ることに等しい」[15] と言ったと伝えられている。

　評価のない教育では、授業が的なしに闇夜に弓を射る行為と同じになる。つまり、不必要な内容を押し付ける教育になる可能性がある。このようなことを防ぐために教育評価を行なう。学習者の求めている良い教育を提供するために評価が行なわれる。教育は、教授者のためにあるのではなく、学習者の成長発達という益のために行なわれる。看護においても患者の成長という益のために行なわれる。

3章　教育評価と看護評価

5　教育的役割か記録管理か

1．指導要録

　児童生徒の「指導要録」は学校の内部文書として長く非公開とされてきた。指導要録の開示を求めた訴訟で、2003年11月、最高裁判所は初の判断を示した[16]。客観的部分の開示を認めたが「所見欄」は認めなかった。判決では「（所見欄の）開示によって適切な指導、教育を困難にする恐れは否定できない」とした。高等裁判所判決でも「開示には、マイナス面の記載を控え内容が空洞化する恐れがある」としていた。

　所見欄の肯定的な記述であれば、教育的価値がある。それは児童生徒の個性や人格の成長を明らかにする。しかし否定的記述では問題になる。「やればできるが怠けている」や「暗い子」などの記述は、優秀で明るい教師による主観的で否定的な評価である。これでは、個性や人格の成長が正しく評価されていないだけでなく、児童生徒の個性が尊重されていない。判決は否定的記述の問題点に触れていない。

　また、判決は、非社会的行動や反社会的行動の記述を予想している。このマイナスの記述には次のような問題がある。償った場合でも非・反社会的行動の記述を放置しておくのだから、その生徒を罰し、烙印を押し続けることになる。さらに、この記述を読んだ教師は、その生徒に対して先入観と偏見を持つようになり、正しい教育ができなくなる恐れがある。この烙印と偏見をどう克服するのか、判決は示していない。2016年、万引きしたと誤って記録された高校生が、「推薦しない」とされて自殺した悲しい事件が起こった。

　判決は指導要録の教育的役割を示さなかった。記録管理を重視した非公開を踏襲した。マイナス面の記述は、児童生徒の人格の成長発達という教育目標を見失っている。教育活動が、謝り、償い、許されることを目的としているならば、償い許された時点で、否定的内容は指導要録に記述される必要はない。消去される必要がある。許す（forgive）とは忘れる（forget）ことである。指導要録が教育の記録であるなら、否定的記述は必要がない。

２．評価と看護記録

　厚生労働省の「診療情報の提供等に関する指針」（2003 年）によれば、「医療従事者は、患者が診療記録の開示を求めた場合には、原則としてこれに応じなければならない」とされている。看護記録は、開示されるのが原則である。開示に相応しい記述が求められる。

　看護記録の「盗んだ」という記録が不適切な場合と必要な場合がある。盗みとは、その人の所有ではないものを所有することをいう。故意（認識）が存在しない認知症患者の場合は不適切である。「盗んだ」という記述は評価にあたる。家族の視点で読むと不快感が湧く。これは「Ａさんが、Ｂさんの物を断りなく食べた」であれば事実の記述なので、家族は納得できるだろう。精神科患者の場合は盗るという行為に故意が含まれることがある。病状として記録が必要である。二人の学生のレポートを紹介する。

　筆者が精神科で書いている看護記録は、患者の評価である。これには盗みについても記録している。精神症状が悪くなると、他の患者の食べ物を勝手に食べたり、お金をとったりする。また、患者から「盗まれた」と報告がある。筆者は、盗みについては精神症状が悪くなってきた時の一つの行動だと考えて記録してきた。患者の症状が良い時には盗みはしないからである。しかし、軽い気持ちで記録していた。これでは患者に盗みの烙印を押してしまう危険がある。「盗み」という表現ではなく、「Ａ氏の許可なく食べた」とか「承諾なしに持っていた」と書こうと考えた。

　筆者は精神科で働いている。盗まれるという事件は多々ある。これは記録しない場合と、記録する場合がある。認知症患者の場合は、それが自分のものだと思って行なっているので罪悪感がない。だから本人に謝罪してもらうのは困難である。被害者には、謝罪がないまま理解してもらって解決する。このケースでは「断りなく食べた」と記録するか、記録として残さず、申し送りをして職員の共通理解として気をつける方法が考えられる。

　ある精神病患者が夜間に他者の煙草を盗み吸っていた。筆者はそれを見たので、患者の話を聞くと「寝てるやつからとったんや。何が悪い」の一点張りで、悪いという気持ちがなかった。普段は盗むような人ではないということと合わせて、気分が高揚した病状と判断して記録した。もう一人の患者の場合は「仏さんがそれを食べんと爆発するって言ってるから食べました」ということだっ

た。これらは病状により出現した行為である。症状としての盗みの行為は看護に必要な記録である。

　看護を記録する作業は、まさに評価する作業である。我々は、一日の看護体験を心（知性・情緒・意思）に記憶している。記録においては、情緒と意思は主観的な働きなので、知性を働かせて客観的な表現に変換する。この時に、レフレイミング（reframing 組み立て直し）という考え方を使用する。記録という評価には知性（考える力）を働かせる。

1）避ける言葉

　①「著変なし。変化なし。前日と同じ」を避ける。

　②看護師の感情を表す言葉を書かない。例；驚いた。よかった。

　③感情的な言葉を書かない。例；思った。感じた。見える。

　④差別や偏見の言葉を使わない。例；ボケ。おし。びっこ。

　　障害をもっている→障害がある（好きでもっているのではない）。

　⑤患者を物扱いする言葉を使わない。例；患者を上げる。下げる。

　⑥人格を否定的に評価する言葉を使わない。

　　暗い人→静かな人。気難しい人→自分の考えを貫く人。

　⑦決め付けの言葉を使わない。

　　〜のはずである→〜の可能性がある。

　⑧臆測を書かない。〜だろう。→（確認してから）〜である。

　⑨期待を書かない。〜してもらいたい→〜が課題である。

2）肯定的に書く

　①〜を盗んだ　　　→〜を承諾なく持っていった。

　②〜ができない　　→〜の介助を要する。

　③理解が悪い　　　→ゆっくり考える。

　④身体が不潔である→清潔に関して個性的な価値観を持っている。

　⑤文句が多い　　　→意見がはっきりしている。

　⑥態度がよくない　→自由に行動する。

　⑦わがままである　→自分の考えだけで行動する。

3）客観的事実を書く

①患者の言った言葉や行為、状態を書く。「頭が痛いです」と言った。

②看護師が、言った言葉、行なった援助を書く。

③申し送られた時と処置後を比較して、患者の状態の変化を書く。

④必要なら看護師の判断（所見）を書く。

　働きながら学んでいた学生はこう書いた。精神科に入院した患者は、2週間後に、「足音がうるさい。照明が明るすぎる」と詰め所に来るようになった。看護師達は「わがままな患者」と敬遠していた。そんな時、先輩の看護記録が目に留まった。「入院環境に慣れ、感情を表出するようになった。今後、感情のコントロールを行ない、集団生活に適応することが課題である」とあった。「自己中心的とか、他罰的な訴えだ」とは書いてなかった。良い評価をして、今後の目標が書いてあった。

　誰でも欠点や短所はある。否定的な内容だけを記述されたら、この患者は悪人のようになってしまう。だから、良い点やできることを肯定的に書く。特に人物評価は肯定的に記述する。消極的である人は慎重な人である。見方によっては短所も長所となる。これが人間愛の実践である。4章以降、深い人間知と人間愛について考察する。

レポート課題

＊　評価の考察。

（自己評価、受けた評価、与えた評価などを考察する）

column

　評価には困難が伴う。「世の中には九十九の良い点があっても一つの欠点のために許されない人間がいる。逆に、九十九の粗（あら）があっても一つの美点のために許される人がいる」[15] という言葉があるように、人格の評価は容易な作業ではない。しかし、我々は評価という困難な道を進まなければならない。

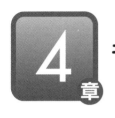

ギリシア時代の人間の発見
―― ソクラテスの無知の知と教育方法 ――

1 本章の目的

　人類の歴史は我（われ・が）の自覚史でもある。本章では、まず、人間がどのように我を発見し、自覚してきたかを学ぶ。そして、自分自身の自我がどのように成長しているかを確かめる。ここから教育方法を考察する。

　教育史はギリシア時代に始まる。人間は教育によって人間になる。歴史の焦点を教育に当てれば、人類の歴史は教育の歴史である。だから、教育史は我の自覚史と考えることができる。ギリシア時代のソフィスト（智者）達は理性（考える力）を持つ人間を発見していた。さらに、ソクラテス（B.C.470〜399）は「無知の知」において、既に我を発見していた。

　時代は移り、ルネッサンス（文芸復興）時代に宗教改革者ルターらによって我が再発見された。さらに、啓蒙主義時代のルソーによる「子どもの発見」に到達した。そして、人文主義時代のペスタロッチによって調和的人間教育が試みられた。フロイト、ユング、アドラー、ピアジェ、エリクソン、ロジャースら心理学者によって人間の発見が広がった。

　B.C.10世紀頃からB.C.272年頃までがギリシア時代である。それ以降はローマ帝国の時代である。395年にローマ帝国は西と東に分裂し、476年に西ローマ帝国は滅んだ。

　コスモス（秩序、調和）、ポリス（都市国家）、コスモポリス（国際都市）、コスモポリタン（世界市民）、ソクラテスの「無知の知」「産婆術」、スパルタの教育、プトレマイオスの天動説、ピタゴラスの三平方の定理などがギリシア・ローマ時代の象徴である。

2 哲学とは

ギリシア時代は哲学の始まりとも言われる。まず、「哲学とは何か」について理解する必要がある。哲学は、英語では philosophy、ギリシア語では philosophia という。ソフィアは知恵、フィリアは友愛の意味である。つまり知恵に親しむ、愛知の意味である。哲学は過程としての哲学（知恵を求め続ける哲学。全ての科学の方法）と、体系としての哲学（出発点から到達点まである原理に基づき説き明かされる。ソクラテスの哲学、カントの哲学など）に分けられる。哲学について整理すると次のようになる。

- 哲学とは知恵（智慧）を愛することである。
- 哲学は驚きに始まる（「なぜ」とあたりまえのことを問い直す学問）。
- ソクラテスは哲学的な探求を「無知の自覚」に求めた。
- 無知の自覚は終わりのない探求を促す。
- 哲学の探求の方法は「分析」である。

看護とは何かを分析したものは看護哲学である。教育とは何かを分析したものは教育哲学である。哲学は分析という方法によって、原理や法則を探求する。

知恵や知識を愛する者（ソフィスト）達は、理性、自由、平等、真・善・美とその調和、音楽、美術、数学、医学などの基礎を発見していた。後世の人々はギリシアに学び、科学や芸術、教育を発展させてきた。ギリシア人達が発見した教育や医学は、今日の科学の原型をなすものである。哲学によって、医学、看護学、教育学など科学の体系が築かれてきた。

3 ソクラテスの無知の自覚

ソクラテスの友人であるカイレポンが、デルポイに行って、アポロ神に「ソクラテスよりも誰か知恵（智慧）のある者がいるか」と訊ねた。すると神託は「ソクラテスより知恵のある者は誰もいない」と答えた。

そこでソクラテスは考えた。「自分は知恵のある者ではないのだと自覚している。このわたしを最も知恵があると宣言することによって、いった

い神は何を言おうとしているのか」。そこで「誰か、知恵のある人を見つけることによって、神託を反駁(はんばく)しよう」と考えた。

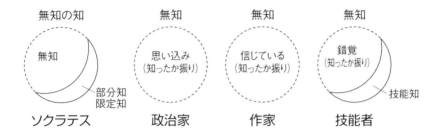

ソクラテスはまず、政治家の所に行った。問答をして観察しているうちに次のことがわかった。この人は、多くの人に知恵ある人だと思われている。ところが善や美についても何も知らないのに、知っているかのように思っている。自分でそう思い込んでいるけれど、実はそうではない。自分は知らないから、そのとおりに知らないと思っている。このちょっとしたことでソクラテスの方に知恵があることになる。それでソクラテスは、このことを知らせて気付かせてやろうと努めた。その結果、その男にも、そこにいた多くの者にも憎まれてしまった。

憎まれていることは苦になったが、神のことを第一に考えて、神託の意味を知ろうと、悲劇の作家の所に行った。ソクラテスは自分が知恵のない者であることを明らかにしてもらえると思って、彼らの作品について質問をした。すると、この人達も、口ではたくさん言うけれど、言っていることの意味を何も知っていなかった。「彼らは自分が知恵ある者だと信じ込んでいるのだ」と、ソクラテスは気が付いた。

次に、手に技能をもつ人達の所へ行って問いかけた。彼らはソクラテスの知らないことを知っていて、その点ではソクラテスよりも優れた知恵をもっていた。ところがこの人達は、技術が優れていることを理由に、ほかの事柄についても、自分が最高の知者（智者）だと考えていた。これは無知（無智）である。この無知が彼らの知恵を搔(か)き消してしまっていた。

ソクラテスは神託の言った言葉の意味を悟った。人間は自分の正しさ、良さについて吟味を怠っている。独断に対して批判することなく、盲目である。人間は自分の無知さを気付かされるとその相手を憎しみ、嫉妬心を持ち、中傷するようになる。神だけが本当の知者である。ソクラテスはほんの少し知識のある者にすぎないが、自分自身、無知の者であることに気付いている。このことこそ、人間にふさわしい知恵である。自分が知恵について無知を自覚している者こそ人間の中で最大の知者である。

　ソクラテスにとっては、知らないのに知っていると言うことは無知（愚かなこと）であった。彼は、知らないことを自覚すること、すなわち無知の知に向かって多くの人々と問答を続け、語り合い、教えた。ソクラテスは偉大な教師だった。

　無知とは「知識がない。知らないのに知っているかのように振る舞う。知ったか振り」である。無知の知とは「知識がないことを自覚する。知らないことは『知りません』と言う」である。

4 ソクラテスの裁判所での弁明

　B.C.399 年の晩春、ソクラテスは 70 歳の時、メレトス（作家の代表）、リュコン（弁論家の立場から）、アニュトス（手工者と政治家を代弁）の 3 人によって告訴された。それは「ソクラテスは国家の認めている神々を認めない。新しいダイモニア（鬼神）を祭っている。青年たちに有害な影響を与えた」というものであった。しかし、これは根拠のないもので、正しいことではなかった。彼らは無知を指摘されたことに対する嫉妬心や憎しみから訴えたのであった。

　ソクラテスは法廷において自らの正しいことを主張した。彼は、そこでは訴えられた人というよりも、アテナイの教育者であった。

　「このような訴えは個人的に会って教え諭すのが法なのだ。ところが君は僕に会って教えるということを避けたのだ」。「知らないのに知っていると思う無知にほかならない」。「わたしは君たちに服するよりは、むしろ神に服する。わたしの息の続く限り、決して智を愛し求めることはやめない」。

40

4章 ギリシア時代の人間の発見

「ただ金銭をできるだけ多く自分のものにしたいということに気を遣って
いて、恥ずかしくはないのか」。「裁判するものに頼んで無罪にしてもらう
ことは正しくない」。

　ソクラテスの弁論と態度は毅然としたものであった。有罪か無罪かの票
決では、有罪とされた。次の刑量の票決では無罪を投票した裁判官もいた
が、判決は死であった。

　裁判は1日で終わった。ソクラテスは「時刻である。行かなければなら
ない。わたしはこれから死ぬために、諸君はこれから生きるために。しか
し、これらのことはどちらが正しいのか神でなければ誰にもわからないの
である」と言って、国法に従い、毒盃をあおって倒れた。

（プラトン著　「ソクラテスの弁明」[17] より）

5 看護師の患者指導

1．対話法、問答法（産婆術）

　ソクラテスの教育思想の基本は「自分自身を知る」ことにある。これ
には「自分は知っていると悟る」と「自分は知らないと悟る」の二つあ
る。「自分は知らないと悟った者」は謙虚に新しい知識を得ることがで
きる。

　妊婦は自ら子どもを産む。助産師が産ませるのではない。助産師の役
割は、妊婦が自分で子どもを産むことができるようにする手助けである。
同じように知恵（智慧）についても、教師は、生徒が「自分は知らない
と悟る」ことができるように手助けする。すると生徒はそれを悟り、知
識を得る。こうして、生徒の自己実現が進む。これは伝達方法であると
同時に教育の方法である。ソクラテスの教育方法は、問いと答えの対話
という人間相互の関わりを通して、生徒が自らの内から答えを出すよう
意図したものである。これは、助産師の手助けに似ている。したがって、
ソクラテスの対話という教育方法は産婆術（マイエウティケー）といわ
れる。知識を詰め込む教育——注入教育——とは正反対の教育方法であ
る。

２．看護師は無知の自覚が必要

　４章のレポート課題で、学生のおおよそ６割が「知ったか振りをしてきた」と書く。子ども時代に「知らない」と言うと馬鹿にされ、いじめられるのだという。中には「知らないと言うと話の流れを止める。話を続けるためにも必要。知ったか振りは悪くない」と書く学生もいる。「知らないことは恥ずかしい」と思っている人は、実習に出た時に「わかりません。できません」が言えなくて失敗する。知ったか振りの傾向は、ソクラテス以来、世界的に人間の本来的性質のようである。社会人になり後輩ができると「わからない」が益々言い辛くなる。しかし、医学・看護学の知は膨大な量がある。我々は有限な存在で、限定知しか知り得ないのだから、知らないことは恥ずかしいことではない。

　「知ったか振り」は、患者やそのほか周りの人々に迷惑なことである。時には患者の生命を危険に晒すことになりかねない。看護師には無知の自覚が必要である。（小さい勇気を振り絞って）「わかりません。確かめてきます」という人は誠実である。患者はこの人を信頼できる。

　一般に人々は知ったか振りの傾向があるので、患者指導の際にはこの点に配慮する必要がある。ソクラテスは憎まれてしまった。だから、患者やそのほかの人々に憎まれないように指導する。特に（自尊心と自慢の混ざった）プライドの高い人は配慮が必要である。

　英語の pride とカタカナの「プライド」には「誇り（自尊）」と「うぬぼれ」の二つの意味がある。日本語の「自負」という言葉にもこの二つの意味が含まれている。「プライドが高い」には、うぬぼれが強いという意味が含まれている。

column

　人は、目の前で相手のことを言う時には、悪いことはあまり言わないものである。それを避けたり、良く言ったりする。

　だから、自分に耳の痛いことを言ってくれる人を、大切にしたいものである。それが自分を知る秘訣である。

3. 看護師の患者指導にあたって

患者の学習過程は3段階である。

1）看護師は患者の知識や悪習慣に対する無知の自覚を促す。患者は無知を自覚する。
2）看護師は患者に正しい知識や技術を提供する。患者は日常生活を見直す。
3）患者は知識に行動が伴い、行動が変容する。自己管理能力が高まる。

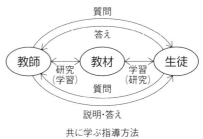

共に学ぶ指導方法

患者指導に当たっては教材（資料）が必要である。教える者と教えられる者との間に教材が介在する。教える者は教材を研究する。教えられる者は教材によって学習する。教える者と教えられる者の間で教材を介して、質問と答えによって知識が伝達される。そして教えられる者の行動の変容が起こる。教えるとは、教える者によって教えられる者の行動が変容することである。これが共に学ぶ指導方法である。

聞く者は、言葉を直接受ける時には圧迫感が生じる。資料は、話の流れの全体を把握できるので、聞く者が受ける圧迫感を和らげる。

資料を提示して説明すると、患者や家族にはわかりやすい。患者は、言葉だけの説明ではその場限りの理解となり、忘れてしまうことが多い。看護学や医学の専門用語は、患者にとって日常的な言葉ではない。そのため、意味がわかりにくく、記憶に残りにくいから資料は必要である。資料があると、わからない点や理解したことを、看護師は質問によって患者や家族が理解したかどうかを確認できる。また、患者は資料を読み返すことによって、理解を強化（再学習）する。資料をもとに患者と共に学ぶという姿勢が大切である。

ソクラテスは教育者の態度として、自分は知恵のない者だという謙虚な模範を示した。このことは今日の我々にも大いに学ぶべきところがある。時には、患者や家族から自分の知らない内容を質問されることがあ

る。この場合に、「私には、このことはわかりません。調べてきます」と答える。そして、調べて知らせる。これが誠実な態度である。もしも、「知らない」を恥じて「知りません」と言わないで、何らかの説明をして取り繕うと、無知を暴露してしまうことになる。「知らない」を恥じる必要はない。知らないのに知っているかのような態度をとる方が恥ずかしいことである。

４．盲点と隠し避ける領域への配慮
対人関係における人格の円熟さ

	(自分が知っている領域)	(自分が知らない領域)
(他人が知っている領域)	Ⅰ．自由な領域 　　　対　　話	Ⅱ．盲点の領域 　自分だけが気付かない領域
(他人が知らない領域)	Ⅲ．隠し避ける領域 自分だけが知っている領域	Ⅳ．未知の領域。潜在 　意識

より円熟	より未熟	より未熟	より未熟
自由な領域	盲点の領域	隠し避ける領域	未知の領域

　サンフランシスコ州立大学臨床心理学者ジョセフ・ルフトと UCLA のハリー・インガム[18]（1963）によれば、心には四つの窓がある（ジョハリの窓）。自由な対話ができる自分が知っており他人も知っている領域、自分の盲点である自分が知らず他人が知っている領域、自分が知っているが他人は知らない隠し避ける領域、自分も他人も知らない未知の領域の四つである。Ⅰの領域が広い人はより円熟した人格である。Ⅱ、Ⅲ、４の領域が広い人は未熟な人格である。「自分だけが知っている」ということは優越意識になりやすい。うわさ話や人の秘密は話したくなるものである。しかし、円熟した人はこの欠点を克服する。

　患者に無知の自覚を促す指導をした場合、憎まれる可能性がある。ソクラテスは自分のことを「アテノイの人々を目覚めさせるアブのようだ。

眠りかけているところを起こされる人達は腹を立てる」と言っている。憎まれないような指導の秘訣は、資料を介在させる、共に学ぶ、謙虚の三つである。

また、人間は秘密と盲点を抱えて生きている。看護師は、患者に自己開示を求める場合「話した後で『喋らなければよかった』と後悔するようならば話さないでください」と、前置きする配慮が必要である。

ジョセフ・ルフトは「他者の気持ちを理解する感受性は、Ⅱ、Ⅲ、Ⅳの領域の隠された面を適切に察し、それを隠しておきたいという他者の思いを尊重することを意味する」[18]と書いている（髙谷訳）。「隠し避ける領域」の話題には触れない。これは特に「過去」のある人に関わる時に重要なことである。このことに配慮がなければ、心は閉じてしまうだろう。「きょう」の生きる価値を確かめ、「あした」の夢を語ることが配慮である。

レポート課題

* 自分自身の無知の知についての考察。

** 憎まれないような問答の方法についての考察。

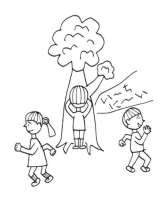

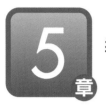

教育愛と教育方法
―― 愛の3段階 ――

　愛は感情ではなく理性である。エーリッヒ・フロムは、与える、責任、配慮、尊敬、知識を愛としている（『愛するということ』紀伊国屋書店 1981 p.35)。

　我々は自分の自我形成を振り返る時に、どのように愛されたかを確かめる必要がある。この際に、十分に愛されて育った人には懐かしい出来事が思い出される。何らかの問題のある人には、嫌な、辛い作業になる可能性がある。しかし、この問題を見過ごしては自分の発見はできないので、希望を持って取り組む必要がある。看護師の援助の目的は患者に癒しを与えることである。まず、自分自身の心の癒しを体験している必要がある。

　あらゆる人間関係には愛が存在する。特に教育における教師と生徒の人間関係では愛は重要な要素である。本章では、愛の対象は何か、愛の対象についてギリシア人に学ぶ。そして愛するとはどういうことかを研究する。さらに、自分がどのように愛されたかを考察する。

　愛の対象は物、価値、個人の三つある。第1に、人間は物を愛する。宝石や、花や、衣服や、美術品、金品、身体などが愛の対象になる。第2に、価値では、真・善・美や、自己実現、民主主義、その他が愛される。第3に、個人を愛するとはその人格を愛する。他者実現の念願も愛の一つの形である。愛は、物や動物であっても人格が存在するかのように愛する形がある。例えば花やペットに語りかけたりする。価値として、主義、宗教、道徳、科学を愛する。また、人格をもつ個人を物のように愛する。例えば、「お前は俺の物だ」と、所有物として扱うことがある。イプセンの『人形の家』は人間を物として扱う問題をテーマにしている（52～54頁参照）。

1 愛の対象（物・価値・他者実現）

　古代ギリシア人たちは三つの愛の形を発見した。エピテュミア（自然的物欲愛）、エロース（価値愛）、アガペー（他者実現愛）である。

愛の第1段階：エピテュミア（自然的物欲愛）

　動物は子を産み、乳を与えて育てる。人間も同じである。人間は物的な存在でもある。したがって、人間にも動物的な、自然的物欲愛が存在する。食べ物を与え、抱き寄せ、可愛がる。愛の第1の段階では、人間を物件化する危険性をもっている。波多野精一はギリシア人のエピテュミア（物欲）を次のように述べている。

> 　人間的存在の土台をなす自然的生の段階においては、愛は他者との直接的交渉の性格を示す。他者との生の共同ないし合一は、他者の実在性を破棄して、自己の実在性のみを貫徹することによって、換言すれば、いっさいの実在を、したがってたとえば相手の人間を、物件化し、併呑し享楽することによって成し遂げられる。愛の哲学的理解の開拓者であったギリシア人はこれをエピテュミア（物欲）と呼んだ。（『宗教哲学』[19]）

　動物的で、自然的物欲の愛は人間にも存在する。人間も動物的要素を備えている。ハーロウ Harry.F.Harlow[20] は1958年に、子どもの愛情がどのように芽生えるか人間を実験に使えないので、サルの子どもを使って実験した。子どもの愛情は学習されたものか、それとも母親に備わっている一定の刺激特性が子どもの愛着行動を惹起するのかを確かめた。アカゲザルの赤ん坊4匹をそれぞれ、針金でできた授乳できない母親と、布製の授乳できる母親と一緒に保育ケージに入れた（図1）。他の4匹は条件を逆に

図1 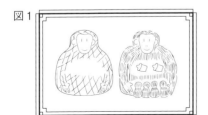　　図2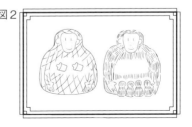

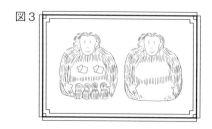
図3

して、針金でできた授乳できる母親と、布製で授乳できない母親と一緒に保育ケージに入れて観察した（図2）。その結果、サルの赤ん坊はいつも布製の母親に抱きついていて、布製で授乳できない母親についていたサルは哺乳の時だけ針金の母親のところに行った。この結果から、ハーロウは「接触の愛撫が母親に対して愛情をそそぐ誘因となっている」と結論を下した。

　さらに、ハーロウは接触の愛撫が唯一の誘因ではないことを次の実験で確かめた。乳房が愛情形成にどの程度役割を果たしているか調べるために、保育ケージに入れる母親を共に布製のものにして、一方は乳房があってミルクが出るもの、他方は乳房がないもので実験を行なった（図3）。その結果、全ての赤ん坊ザルが乳房をもつ母親を選んだ。このことから、「接触愛撫という強力な要因が同じ状態に保たれている場合には、乳房と授乳に結びついた活動が重要な要因となる」と結論付けた。

　さらに、実験によって、サルの赤ん坊の場合にも、じっとして動かない母親より、揺れる母親模型の方を好むことが示された。もう一つ、母親への子どもの愛情形成には、母親の体温が、ある程度有効な役割を果たしていると考えられる。小部屋の中に暖かい針金製母親模型と冷たい布製母親模型を置き、赤ん坊ザルがどちらを選ぶか実験した。その結果、生後20日間は温度要因が優位を占めた。その後は接触愛撫が優位になった。「母親への子どもの愛情形成には、母親の体温が、ある程度有効な役割を果たしていると考えられる」としている。

　以上のように、自然的物欲愛が教育方法の根底にある。赤子や幼子を愛するとは、抱きあげ、乳を与えて可愛がることである。このことは教育に

5章　教育愛と教育方法

応用できる。しかし、物欲愛は人を物件化する危険性をもっている。鰺坂二夫は道徳教育における触れ合いの意義を次のように述べている。

　道徳教育の場合、その現実の場で多くの教師はその教授法に悩む。もし、いい聞かせるのみで道徳の教育がなりたつものならば、それほど容易なことはない。また世に非行少年などもいないはずである。そこには単なる言説で満たし得ない基本的な問題がある。我々は何事にも先んじて子供たちの頭に手を触れ、肩に柔らかに手をかけ、彼らを我々の両腕に抱きしめる体勢をもたなければならない。そのとき、無限の愛情が有限の姿を通して子供たちに伝わる。「キリストは幼子の頭に手をおき彼らを祝福された」と聖書に書かれている。

　我々は、しばしば子供たちに手をつなげと説き聞かす。子供たちによってつながれた手を通じて心の温もりを信頼するからである。心から心に、あたかも電流が電線を通じて流れるように、つながれた手から手に心情が伝わるからである。同じように歌を歌うにしても、互いに腕を組みながら、青空に向かって歌う楽しさがまた格別であるのも、実は肌ふれるという極めて原始的な現象によってかもし出される心情の高まりからであるまいか。

（『教育原理第一部Ⅰ・Ⅱ』[21]）

愛の第２段階：エロース（価値愛・自己実現愛・奪う愛）

　第１の愛が動物的、自然的であるのに対して、第２の愛は人間的、文化的である。ギリシア語のエロースは「価値を愛する」の意味である。愛の第２の段階のエロースはプラトンの『饗宴（きょうえん）』[22]に記されている。エロースは、ポロス（知恵と方策に富裕の神）とペニア（貧窮の女神）との間に生まれた息子である。エロースは困窮しないかわりに富んでもいないし、無知と知恵との中間の存在である。エロースは、母ペニアの血のゆえに、手に入れたものはすぐに手の間から漏れ落ちてしまう悲劇的運命を担わされている。しかし、一方、父ポロスの性質を受けたため、美しいもの、善きもの、価値、完全を目指して果てしなく、努力し励まなければならない運命にある。

　波多野精一は、このエロース（価値愛）は自己実現であると考えた。

　エロースは高きもの貴きものへのあこがれ、向上の努力、として出発し、真

49

善美の享楽、一者との合一、に於いて目的地に到達する。完全なる自己実現――これこそエロースの偽らぬ告白であろう。　　　　　　　　　　（『宗教哲学』[23]）

　真・善・美などの価値を愛する自己実現は、価値ある概念である。人は自己実現の完成へ向けて努力を続ける。しかし、自己実現は基本的に自分中心である。自己の成長のために他から吸収する。そして成長を続ける。だが、自己実現は、理想への到達が約束されていない。

　人格は物に対する言葉である。人格が物から分化し、近代になって主体的という概念が用いられるようになった。主体的人格は他者との関係において、自己の主体性を主張し、他の主体を支配し、他者を吸収しようとする。極端な自己主張は、あらゆるものを奪う。鰺坂二夫は、有島武郎の奪う愛についての体験を次のように綴っている。

　　私は、ここで、私の高校時代最も大いなる力をもって感じやすい青年の脳裏に、深くなにごとかを刻み込んでいただいた内村鑑三先生のある初秋の日の談話を思い出すのである。芥川龍之介の死についての話から、先生は急に転じて有島武郎の死に及ばれた。先生の眼には一瞬このかつての愛弟子に対しての憐憫の情が見られ、またたちまちに、熱烈不動な自己の信仰への深い決意がうかがわれたのであった。「有島は早くから、私の門を叩き、そして、程なくして私から去って行った。そしてその最後は気の毒であった。しかし、私は有島が私のもとを去った時、それを予感していた」。ここまで来た時の先生の表情は複雑であった。しかしその複雑さが、たちまち消えて、先生は続けられた。「それは、愛についての私と有島との立場の相違からである。有島の立場は、愛は惜しみなく奪うであり、私の立場は、愛は惜しみなく与えるであった。私は惜しみなく与えるということばをその時はじめて聞いた。19歳の青年にはそれは驚くべき表現であった。「惜しみなく与える愛」は愛の第三の段階に我々を誘う。

　　　　　　　　　　　　　　　　　　　　　　　（『教育原理第一部Ⅰ・Ⅱ』[24]）

　自己実現もまた教育方法の根底にある。自己が実現されていない人は他者の自己実現を助けることができない。自己が実現できた人は、他者の自己実現を助けることができる。自己実現は教育方法の一つである。

　主体は、他の主体――他者――の存在を許すことによって、この危険性を克服できる。人格の成立には自我だけでは不十分である。自己と他者、

我と汝との「間」にこそ人格が生まれる。この二つの共生に人格は生まれる。この共生は次の他者実現愛へと導く。

愛の第3段階：アガペー（他者実現愛）

ギリシア人が発見したもう一つの愛は、アガペー（他者実現愛）である。これを波多野精一は次のように述べている。

> 第3の愛はギリシア語（アガペー）をもって呼ばれる。……この愛の基本的特徴は実在する他者に出発点、基点を有し、したがって他者の実在性を基本的前提とすることによって成り立つ生の共同である点に在する。「他者」はエピテュミアにおいても、エロースにおいても、愛として成立するための本質的要素であるには相違ないが、しかもそれは、第1においては本質上減ぼさるべきもの、無に帰すべきものとして、第2においては自我の自己実現の契機として、したがって可能的自己としてともに従属的位置を保つにすぎなかった。それゆえいずれにおいても「他者」は、そのもの自身としては、結局否定せらるべき性格をもったのである。しかるにアガペーにおいては、全く正反対の性格が現れる。ここでは他者はあくまでも他者として留まる。しかしこのことはこの場合、共同態の最も重要なる最も本質的中心的なる特徴をなす。……すなわちこの共同態は、他者によって自己が規定されることにおいて初めて成り立つ。……エロースが自己規定、自己実現を原理としたのに反し、アガペーは「他者規定」「他者実現」を原理とする。ここでは生及びその運動はいつも他者より発し他者にもとづく。なにごとにおいても他者が優先権を保有する。　　　　（『宗教哲学』[25]）

アガペー（他者実現愛）によって、エピテュミア（物欲愛）が人間を物件化する危険と、エロース（価値愛）の自己中心的で、奪いつくす危険を克服することができる。愛がアガペー（他者実現愛）、すなわち、見返りを求めない愛、無償の愛、犠牲的な愛である時、「心をつくし、精神をつ

---

column

　花は手入れをして育てる。動物も世話をして育てる。子どもは可愛がって育てる。愛も手入れをし、世話をし、可愛がって育つものである。だから、教育は愛の業である。

くし、思いをつくして」他者実現のために生きる時、それは自己実現となって帰ってくる。自分を捨てる時に、自分を生かすことになる。愛は、与えることによって与えられる。ここに愛の充足がある。どちらかへの一方向の愛は、枯渇してしまう。我が愛し、また我も愛される。与えることによって与えられて、愛は充足する。アガペーは、「人がその友のために自分の命を捨てること、これよりも大きな愛はない」(『聖書』[26]) において完結する。

教育は成熟者から未成熟者への伝達作用である。成熟者の「限り無い親の心」と、未成熟者の「敬慕という子の心」の相関作用において成立すると言われる。教育は義務でもない。法律や道徳でもない。教育は愛の業に近い。(『教育原理第一部Ⅰ・Ⅱ』[27])

2 人間を物として愛する悲劇

『人形の家』[28] ノルウェーの脚本家ヘンリック・イプセンの演劇

妻は夫が重病だった時、夫に内緒で生活費に多額の借金をしていた。不正な署名をしたことで保証人に脅迫されていた。そのことが明らかになると夫は妻に対して非難を始める。

夫「おれの喜びであり誇りであった女が嘘つきで、けがらわしい。おれの破滅はおまえのせいだ。おまえは以前のように家にいるんだ。しかし子ども達の教育は許さない」

妻の友人の計らいで妻への脅迫は取り下げられる。すると、夫は、まるでそれが自分の功績であるかのように、妻に対して急に自慢げな態度に変わる。

夫「何もかも忘れて、許している。おれを頼っていればいい。おまえのそのたよりない姿が今までよりもずっとおれの目に魅力的に映るのだ。許してやった時、何とも言えないやさしい満足した気持ちになった。妻は二重の意味で自分のものになる。妻はいわば夫の妻であると同時に子どもになった。おれはおまえの意志にもなるし、良心にもなる」

妻「あなたにはわたしのことが少しもわかっていません。つい今まではわたしにもあなたという者がわかりませんでした。結婚して8年、夫と妻が、向かい合ってまじめな話をするのは、今日が初めてだってことが気がついていません。初めはパパが、次はあなたが間違いを犯してきたのです。あなた達は

わたしを愛していませんでした。パパは自分の考えをわたしに押しつけてきました。考えが違うようになった時には、それをわたしは隠していました。パパはわたしのことを人形っ子と呼んでいました。わたしが人形と遊ぶようにです。わたし達の結婚はパパの手からあなたの手に渡ったという意味です。ちっとも幸福じゃなかった。わたし達の家庭はただの遊び部屋に過ぎなかった。ここでは、わたしはあなたの人形妻でした」

夫「それにはいくらかの真理はある。遊びの時代は終わった。これからは教育の時代だ」

妻「誰の教育ですか。わたしのですか。子ども達のですか」

夫「おまえのでもあり、子ども達のでもある」

妻「あなたはわたしを教育できる夫じゃない。わたしは子ども達を教育できない。さっきあなたは言った。"おまえにはそんな責任を負わせられない"と。それより、わたしは自分自身を教育することに努力しなければなりません。あなたに助けていただこうとは思っていません。自分一人でやらなければなりません。わたしはひとりだちする必要があります。もうあなたの側にいることはできません。ここから出て行きます」

夫「気でも狂ったか。そんなことは許さない。禁ずるぞ」

妻「これからはもう、何もわたしを禁ずることはできません。自分だけのものを持って行きます。あなたからは何もいただこうとは思いません」

夫「何て向こう見ずな、世間知らずなんだ」

妻「だから世間のことを知ろうと努めなければなりません」

夫「そうすれば最も神聖な義務を怠ることになる。夫や子ども達に対する義務だ」

妻「わたしにはほかに神聖な義務があります。それはわたし自身に対する義務です」

夫「おまえは妻であり、母であるんだ」

妻「もうそんなことは信じていません。あなたと同じようにわたしも人間であると信じてます。そうなろうとしてるのです」

夫「どうしておまえの愛がなくなったのか」

妻「わたしに災難が降り懸ってきました。その時こそあなたが乗り出してきて、一切を自分の身に引き受け、自分に罪があると言ってくださると信じていたのです」

夫「おまえのためならおれは喜んで昼も夜も働くし、どんな苦しみも堪え忍ぶよ。しかし、愛する者のために、自分の名誉を犠牲にするなんてできない」

妻「危険が過ぎ去ってしまうと、あなたはまるで何事もなかったかのように振舞った。それでまた元どおりにわたしはあなたのお人形さんに戻る。この瞬間に悟りました。8年の間、この家で他人と一緒に暮らしていて、その人の

子どもを3人も産んだのだということを。考えるだけでもたまりません。自
　　分の身をずたずたに引き裂きたいほどです」

　愛は、与える、配慮、責任、尊敬、そして、知識という理性である。物件化を克服した物欲愛を実践する。次に、奪う危険性を超えた価値愛を実践する。そして、愛の充足する他者実現愛を実践する。こうして、相互成就の満ちる愛の業に努める。

レポート課題

* 子どもの頃、養育者（親）にどのように愛されたかの考察。
  （人間は愛されることによって愛することができるようになる。物欲の愛、自己実現の愛、他者実現の愛をどのように愛されたかを考察する）

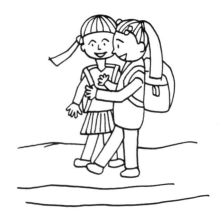

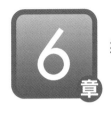

教師と生徒の人間関係
―― 教える者は教えられる者によって教えられる ――

本章では、教師と生徒の人間関係において、教える者は教えられるという関係を学ぶ。そして、親と子の人間関係、看護師と患者の人間関係を研究する。そこで、看護師は看護の援助を通して、教育方法を考える。

1 教育体験（幼子の心）

教育の理論的研究は体験の事実から出発し、またそこに帰る。教育学は体験の理論であり、事実の学問である。

学生の中には「子どもが嫌い」や「子どもの泣き声が嫌い」と言う人がいる。その理由は、「不幸せな子ども時代を送ったこと」や「子ども時代の自分の泣き声と重なり合うから」という過去の体験であったりする。また、暴行や暴力を受けたり、偏った親の価値観を押し付けられたりという体験が存在する。やがて、子どもが嫌いだという原因がわかれば、その感情は癒される可能性がある。

幼い日々、平和な子ども時代を送ることは子どもの願いであり、権利でもある。それは親となった時に、子どもに幸せを伝えるためである。詩人ワーズワース（1770～1850）は、『虹』[29]（鰺坂二夫訳）の中で幼き日のきよらかさを次のようにうたっている。

My heart leaps up when I behold 　A rainbow in the sky: So was it when my life began; 　So is it now I am a man; So be it when I shall grow old,	みそらなる虹を仰げば 　わが心あやしくおどる。 幼き日かくてありけり 　いまもまた人とはなりてかくぞおどりつ とし老いし日にもかくにぞおどらまほし

Or let me die!	さもなくば死こそはよけれ
The child is father of the man;	幼児は大人の父ぞ
And I could wish my days to be	吾が日々の一つ一つよ
Bound each to each by natural piety.	結ばれてあれ自然なる聖き思いに

（『教育原理第一部』[30]）

　幼い日に、幸せに育った経験があるならば、子どもを幸せに育てることができる。親や養育者から愛情を注がれた子どもは人生に、夢と希望を持って立ち向かっていける。反対に、幸せでない育ち方をした場合はどうであろうか。不幸せな子ども時代を送っても、その傷を癒すならば、より以上に、子育てに成功する道が開かれる。子どもの心の深い悲しみを知っているので、より近く子どもの心に触れることができる。

　大人になっても、子どもの頃に抱いていた「愛されたいという思い」が残っていることがある。これは無意識である場合が多い。愛情飢餓感を意識化し、自覚するとこの思いは消える。さらに、自分で自分を愛することによって愛情飢餓感は癒される。

2 教育的関係

　教師と生徒の人間関係は鯵坂二夫によれば、4類型ある。まず、教育的関係を学び、次に患者と看護師の関係を研究する。

1．権力関係（優者と劣者の関係——支配・服従）

　教師は支配、命令するもの。生徒は服従するもの。これは遠く2千年以上も前のギリシア時代から行なわれてきた教育方法である。鞭や笞が使われてきた。「教鞭」という言葉が名残である。これは正しくない。学校教育法では体罰を禁止している。

　主人と奴隷の関係では、奴隷は主人に依存する。しかし、主人も支配するという行為において奴隷に依存している。主人は食事作りも身の回りの世話もしない。全て、奴隷に依存している。支配者は支配される者に依存している関係が成立する。これは不健全な共依存と言われる。

2．相対的な関係（平等・同僚関係）

　教師と生徒は同僚関係にある。これは支配・服従の関係の反省として現れた。しかし、これも正しくない。成熟者と未成熟者、教える者と教えられる者には明らかな違いがある。

3．指導者と被指導者の関係（尊敬における服従関係）

　教師は全人格が生徒に比べて優位にある。生徒は教師を尊敬して服従する。これが今日一般的な教師・生徒関係である。真の服従は、強制されたものではなく、納得して受け入れたものである。生徒は選択の権利も保障される。しかし、この関係は、教師から生徒へ、あるいは生徒から教師へと一方向的である。

4．他者実現の念願の関係（教える者は教えられる）

　鰺坂二夫によれば第4の教師・生徒関係が存在する。それは他者実現の立場である。「この他者実現の立場にあっては、指導者も被指導者もないのであって、教える者はかえって、教えられる者によって教えられる。この、他者の不思議なる力を媒介としての相互成就の世界こそはあらゆる教育関係の基礎と言うべきである」。　　　　　（『教育原理第一部』[31]）

3 親と子の関係

1．権力関係（強者と弱者の関係——支配・服従）

　親子の関係が支配・服従関係であるとすると、子どもの人格に危機が生じる。子どもは捨てられることを恐れて、親のいいなりになる。あるいは反対に、徹底して反抗する。すると、自我の確立ができなくなるおそれがある。したがって、支配・服従の親子関係は正しくない。

　サイモンズによれば[32]、親の理想的な養育態度は、支配・服従、拒否・保護の中心付近にある（次ページ図参照）。過保護から依存心のある子が、甘やかし過ぎからわがままな子が、厳し過ぎから消耗し燃え尽きる子が、冷淡から孤独な子が育つと考えられる。厳格な親は、子どもが進学しても「一流大学に行けなかった」と努力を否定する。「生まれなかった方が良かった子」「いらない子」と、否定されて育った子がいる。この子

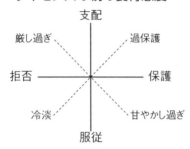

ども達は、「受け入れてもらおうと良い子を演じてきて、消耗している。迷惑にならないように、自分の感情を表出しないで生きてきて、対人関係が作れない」などの問題を抱えている。この解決方法は8章に書いてある。

2．相対的な関係（平等・同僚関係）

　これは権力関係の反省から考えられるものであるが、正しいとは言えない。絶対者（神）の前では、同じ人間であると言うことができる。親も子ども時代があったはずであり、親もその親からみれば子どもである。その意味では、平等、同僚と言えるが、成熟、未成熟という視点からは、明らかな違いがある。子どもは保護を必要とする存在であり、養育、教育を必要としている。親は養育する存在である。

3．指導者と被指導者の関係（尊敬における服従関係）

　親は成熟者であり、子どもは未成熟者である。親は指導者であり、子どもは指導される者である。子どもは親を尊敬して服従する。一般に考えられる親子関係である。この世に生を受ける時、子どもは親を、親は子どもを選ぶことができない。「子どもを天から預かった」と言われる。子どもは親の所有物ではない。未熟ではあるが、独立した人格を持つ存在である。親が子どもの人格を尊重する時に、子どもは親を尊敬することができる。親は子どもを育てて天に返す。

6章 教師と生徒の人間関係

4．他者実現の念願の関係（教える者は教えられる）

　親子の関係には、第4の関係が存在する。鰺坂二夫は母子の関係を次のように称えている。

　我々は以上三つの立場を考察した後、さらに他の一つの境地を尋ね、そこに教育的関係の根底を置こうとする。それは人間性の内部深く宿る素朴な、しかし真実な世界のでき事である。それは、あるいは、愛における合一の立場と言い得るかも知れない。たとえば、母親がその子を教える場合を考慮してみる。母は、深い、いとおしみの魂を傾けてその子に対する。そしていとし児はその恩愛のうちに、おだやかな成長を遂げる。成長はやがて速度を速め、母親の驚きのうちに、あたかもその背丈の伸びゆくにも似て、母を越え、母を見かえる。その時、母の眼にはけっして「うらやみ」があるのでなく、また子の瞳にも、いささかの「さげすみ」は見られない。己を越え、己にまさりゆくいとし子への讃美と、己が捨て石となり犠牲となった母親への限りない敬慕の念があるのである。

　この間柄はけっして権力関係でもなければ、同僚の関係でもない。また指導者、被指導者の関係でもない。己を無にし、己の生命を幼き者、未熟なるものの成長のうちに見いだそうとする他者実現の念願の世界である。この他者実現の立場にあっては、指導者も被指導者もないのであって、教えるものはかえって、教えられる者によって教えられるのである。この、他者の不思議なる力を媒介としての相互成就の世界こそはあらゆる教育関係の基礎と言うべきである。

（『教育原理第一部』[33]）

4 看護師と患者の人間関係

1．看護師は支配命令するもの。患者は服従するもの。これは間違いである。看護師は患者に援助を提供する。患者は医療を受ける。

2．看護師と患者は同僚関係にある。これも正しくない。援助する者と

---

column

　叱って子育てをしたら、子ども達も親のまねをするようになる。教育学を学んで、子ども達の話を聞くようにするならば、ケンカになった時に、自分達で仲直りができるようになる。教育は鞭ではなく、心のこもった言葉で行なうものである。

援助される者は違う。看護師は専門職者である。医療を受ける者は病人、老人、子どもなど素人である。

3. 尊敬による服従関係。患者は看護師を尊敬して身を委ね、看護の援助を受ける。一般的に考えられる患者・看護師関係である。

4. 他者実現の念願の関係。援助する者は援助することによって援助される。援助される者も援助されることによって援助する。

看護師が患者に糖尿病の食事指導を行なう場合、説明しながら、自分も指導されていることになり、食事内容や間食に気を遣うようになる。教えることで、あらためて自分自身で気付くことがある。また人に教えるには、勉強しないと教えることができないと自覚する。勉強の大切さを教えられ、学習意欲が増す。看護師は援助することによって援助される。

世話を受けるだけの患者は「もう、お迎えが来て欲しい」と「自己の存在価値」を見失いがちである。患者は指導を受けることによって、看護師が学習し指導の技術の向上した姿を見る。患者は、世話になりっぱなしの自分にも「こんな自分でも人様の何かの役に立っている」ことに自己の存在価値を見い出し、生きている喜びを感じる。また、患者は援助されることによって、看護師を援助している。看護師は、患者の「ありがとう」の一言でも励まされる。看護業務では外見では援助しているようでも、援助されていることがある。

これらは相互成就の世界である。看護師も、患者も共に他者実現を念願する世界である。他者実現を念願することは愛することである。「愛する」は前章で述べた。

5 教育愛は循環し、拡大する

教師と生徒との間には、他者実現の念願の世界（相互成就、愛による合一）の関係が存在する。教師は生徒に教える。そして生徒は学ぶ。また教師は教えることによって学ぶ。この「教える――学ぶ」という教育関係は教師と生徒との間だけの関係のものではない。学んだ生徒が他の生徒に教

えるということがある。つまり「教える――学ぶ」ということは、教師と生徒との間を循環する（充足）だけでなく、生徒とほかの生徒の間を循環し、拡大する。

筆者は論理学の講義で「文章の書き方」の指導をしている。その中で、講義の度毎に学生が提出するレポートを添削する。「患者情報提供書を自分でも納得できるように書けた」「看護記録が書きやすくなった」「申し送りがわかりやすくなったと言われた」など、学生の文章力が上達する。すると、この学生は、他の学生の文章の添削ができるようになる。教えることができるようになると、文章力がさらに増す。ある学習が、ほかの学習に役立つことを、学習の転移という。学習の転移が多い教育は高く評価される。

教えることによって、自分の学力の不足に気が付き、学ぶ意欲が増す。教えることは学ぶことである。学ぶということは教えることでもある。教育愛は拡大する。

6 「援助する―援助される」関係

教えることは教えられることである。援助することは援助されることである。与えることは与えられることである。こうした相互成就の機能について、研究がされている。アラン・ガートナーらは『セルフヘルプグループの理論と実際』[34]の中に次のような例を紹介している。

他人を援助することは、自分自身を助ける最も確実な方法であろう。これらのことは、真理として昔から知られていることである。最善の学習方法は教えることである。…教えることによって学ぶ（learning by teaching）プログラムによって学力が向上したのは、教えられた子どもではなく、教えた子どもであった。

教える者の利益が強調されるようになったのは、ずっと最近のことである。1960年代初め、ペギーとリピットが、小学校高学年の生徒と中学生に、小学校低学年の生徒を教えさせてその効果を調べた。その結果、教えてもらった子ども達の学習に改善はみられなかった。反対に教えた者は「やる気がでる」のがわかった。教えることに夢中になり、新しい自尊心を生み出し、学習に興味を

もつようになった。算数を教えた子どもは算数ができるようになったばかりでなく、他の教科もできるようになった。その他、色々な問題に対処することについても、自意識にめざめ、分析的な新しいものの見方ができるようになった。

喫煙をやめるプログラムについて、喫煙者は、他の人がその習慣を打ち破るのを助ける責任をもつと、自分の喫煙をやめる行動を強化するたいへんよい方法が見い出せるようである。

子ども達に喫煙をやめさせる保健教育プログラムにおいて、もっとも効果があったのは、教師達自身が喫煙行動をしなくなったことである。

援助者であるということは気持ちのよいことである。それは私達に、自制心や存在価値や能力があるという感じを強めてくれる。子どもは援助関係のまねをして遊ぶときに、援助される側よりも援助する人の役割を演じたがるものである。その方が気持ちがよいからだろう。人は援助者としての活動と価値によって自己のアイデンティティーをきずくのだとすれば、なおさら援助する役割をとりあげてしまってはならない。援助する者は、援助されるよりも援助することを通して利益を得るだろうということは、どんな場合にも比較的簡単に予測できることではないかと思われる。

　教育において、最も益を受けるのは教える立場の者である。ここから、「教える役割を演じる」という教育方法の一つが導かれる。患者の自立を援助する場合に、相互成就の機能を応用する。一方的に教えたり、「ダメ」など命令するのでは効果は少ない。共に学ぶ姿勢や、教えてもらうという態度が必要である。他者を助ける体験をする時に、自分が助けられる。患者の自立を促す援助の秘訣は、患者が他者を助ける行為の中にある。

レポート課題

*　援助することによって援助される。教えることによって教えられる。与えることによって与えられる。これらの経験の考察。

人間の発達と教育方法
―― 反抗期の意味は自我の目覚め ――

　本章では、人間の出生から成人までの発達段階の概略を研究する。この成長発達の中で、一般的な反抗期の意味を研究する。反抗は悪いものではなく自我を確立させるために健全なものである。愛情深い親の元では小さな反抗で終わることがある。しかし、反抗の心は、様々な理由から抑圧されることがある。そのために、良い子を演じる子どもや、大人でも反抗する患者がいる。適切に対処するためには、看護師は自分自身の反抗の心が整理されている必要がある。保護者にどんな反抗をしたかを記述し分析する。そして自分の反抗期を振り返り、自我形成を考察する。反抗する心が清算されたならば、反抗する人に対して冷静に適切に対応できるだろう。

1 子どもの心の発達段階（心；知・情・意）

1．0～3歳（基本的信頼関係の基礎を学ぶ）

　乳児は哺乳、排泄などで「泣く――世話」の関係から1歳までに基本的信頼関係の基礎を学ぶ。一人遊びの時期である。また保護者に依存して遊ぶ。模倣の時期でもある。おもちゃ、積み木、砂遊びなどを好む。トイレットトレーニングの時期でもある。これらの時期は記憶に残らない。しかし「三つ子の魂百までも」の諺にあるとおり、子どもの基本的な性格が決まる。わがまま、自分勝手がいけないことを学ぶ。躾(しつけ)が始まる。行動に問題がある子どもにスキンシップ・触れ合いが大切と言われる。分離不安があって、親の姿が見えなくなると泣く時期である。自我の芽生えと知恵の始まりのころに「夜泣き」が現れる。幼子にとってこの世界が怖いことの叫びと考えられる。

抱っこの最も必要な時期で、肌のぬくもりを通して愛情が伝わる。ボウルビィは愛着理論を提唱している。土居健郎は「甘えは本来乳幼児の母親に対する感情として起きる」と述べている。乳幼児の甘えを満たすことは愛情欲求に応えることである。

２．３〜６歳（第一反抗期。自我の目覚めの始まり）

第一反抗期の自我の目覚めは、１歳半くらいから始まり、３歳くらいにピークになる。子どもは自我が発達して自分と他人との違いを理解する。自我の目覚めによって、自分の行動を決めるようになる。「自分でする。自分の所有」という意識があらわれる。自我は緩やかに発達する。子どもはまず自己主張を学ぶ。次に親や人にぶつかることを学ぶ。ぶつかると悲しいから譲ることを学ぶ。「自分もよくて、相手もいい」という自分の気持ちと、相手の気持ちとの調整ができるようになる。弟や妹ができると「赤ちゃん返り」が起こる時期でもある。「受け入れられている。愛されている」という気持ちを満足させることが大切である。この時期を過ぎると、自己主張を親に合わせられるようになる。自主性や自発性が芽生える。順番ぬかしを嫌う。遊びは二人遊び、模倣遊びも好む。

幼児の思考の特徴は「自己中心的であること」と「具体的であること」である。思考の自己中心性はピアジェの発見によるものである。例えば、「私の先生」と、先生を一人占めし、「私達の先生」とは考えられない。「自分が世界の中心」と考えている。絵を描き、平仮名の読み書きを始め、簡単な足し算・引き算ができるようになる。思考が具体的であるとは、物や行動に即して考えることである。「人生」という抽象的な概念はわからないが、食べることや遊ぶ、勉強するなどはわかる。子どもの行動で注意したいことがある場合には、その行動の時に教える。数時間経った後では、子どもは忘れるので注意される意味が理解できない。

３．６〜９歳（第二反抗期の始まり。論理的な自己主張が始まる）

注意されると「〜君もやったのに、なんでぼくだけ叱られるんや」と不公平を指摘できるようになる。小学校に入学し、生活が変わる。７、

8歳くらいまでは抱っこやおんぶを非常に好む。遊びは自主的なものを好む。グループ遊びができるようになる。家庭や学校などのごっこ遊びの好きな時期である。ギャングエイジ（徒党を組んで遊ぶ）と言われる。サッカー、野球、ドッジボールなどスポーツを好む。プロスポーツ選手にあこがれる。3年生のN君は頭から汗をふきだしながら、池谷幸男選手になったつもりで、帰る時刻を忘れて「馬跳び」に熱中していた。男の子は「スカートめくり」の悪ふざけの時期である。1年生がお話を集中して聞けるのは、10分か15分くらいと言われる。思考の自己中心性は終わる。具体的思考から抽象的思考へと変化する。

4. 9〜12歳（第二反抗期。自我の目覚めのピーク）

8、9歳に二度目の自我の目覚めのピークがあらわれる（親離れの2段階目）。「親の言うことを聞かない」と親が悩まされる時期である。家庭での「門限」はゆるくする。決まりを作る時には、子どもと話し合う。約束だからなどと押しつけない。自主性や主体性を育てる。親が子どもの言い分を尊重すると、子どもは親の言い分を尊重するようになる。子どもにとっては自主性に責任が伴うことを学ぶチャンスである。悪さをするのもこの頃で、親が謝りに出向く覚悟も必要である。

男の子と女の子が分かれて遊び始める。先生や親ではなく、友だちを判断の基準にする。友だちとの約束を優先する。なんでも「いや」と反対し、親、保護者、先生から指図されることを嫌う。自分で決めることを好む。だから「どうしたいの」とか「どうするの」とか子どもが選択するように話しかける。ほうびで釣ると「ほうびをくれないと勉強しない」と言うようになる。筆者は「猿はほうびをやると人間の言うことを聞くが、君達もそれでいいですか。先生のごほうびは赤いマルと良いという成績です」と教えた。「宿題をやることになんの意味があるの」と3年生のH君に質問された。「世のため、人のために役に立つことでしょう」と説得した。注意すると「なんで僕だけ注意するん。〜君だってやってるのに…」と反論するようになる。「君もやったんだ。〜君が泥棒したら、君もするのか」と諭した。抱っこやおんぶが恥ずかしくなる。具

体的思考から抽象的な思考ができるようになる。

5．12〜15歳（二次性徴の時期）

体に変化が始まる。二次性徴である。ほとんど大人に近い思考ができるようになる。「見られる自分」を気にするようになる。おシャレが始まる。親にはあまり相談しなくなる。話しかけることも少なくなる。精神的な親離れがほとんど完成する。

6．15〜18歳（第三反抗期。自己存在、自己実存の問題）

15歳前後は第三反抗期と言われる。親の生き方や考え方に、ぶつかって自分を確かめる。しかし、経済的に親に依存している。子どもと大人の両方が同居する。「なぜ私は生まれてきたの」「私は誰？　なぜここにいるの？」という実存の問題（現実存在）に直面する時代である。一人ひとりがその答えを見付け出す必要がある。

全ての人はこの世界に生を受けた時に天から使命を授かっている。その使命を探究することが人生の宿題assignmentとなるだろう。使命は天職や任務、用向きや役目の意味がある。筆者は50歳になって、文章技術を若い人々に伝えることが使命だと悟った。

7．18歳〜（自己実現・他者実現）

自我が成熟する。精神的、経済的、情緒的、物理的に独立（独り立ち）の時期である。しかし現代はモラトリアム（猶予）の時代である。一昔前は、15歳で中学を終えると就職し、経済的にも精神的にも独立した。現代は高校に進み、さらに大学や専門学校などへと進む。社会に出るのは20歳を過ぎてからである。まさに独立が猶予（モラトリアム）される時代である。モラトリアムは悪いことではない。

2 反抗期の意義は「自我の目覚め」「成長」「成熟」

子どもの反抗期は「自我の目覚め」の時期である。子どもの成長には三つの反抗期があると言われている。この「反抗」という言葉は子どもの「反抗期」の意味を正しくあらわしていない。第一反抗期は「自我の萌芽期」、第二反抗期は「自我の成長期」、第三反抗期は「自我の成熟期」である。

7章 人間の発達と教育方法

自我が成熟することによって、アイデンティティ（自我同一性：自分が自分であること。学生としてのアイデンティティ、日本人としてのアイデンティティ、親としてのアイデンティティなど）が確立し、人間となる。自我の発達は、フロイトが言うリビドー、エゴ、スーパーエゴの3段階と一致している。

リビドー	エゴ	スーパーエゴ
本能・衝動	自我	超自我
生理的欲求	自分のルール	自分以外の人間のルール・社会のルール
他律 (自分の意思によらない)	反抗（自分の意思）	自律 (精神的：人に言われてでなく、自分で決める) 自立 (物理的：自分の力で独立する。独り立ち)

反抗期を通る二つの意義（自我の確立と、子どもの反抗に対処する）

　人間が子ども時代に反抗することの意味は、まず第1に「自我」を確立することにある。親の対処によって、子どもの自我が成熟していく。反抗を否定せず受け止め、反抗の子ども心を理解し、忍耐強く対処する。第2に、親となった時（あるいは子どもを教える仕事に就いた時）に子どもの反抗に対処できるようになるためにある。親が対処することによって、子どもは自我を成長させる。子どもが反抗することは健康な自我の発達を意味している。

　反抗期を経験し、自我が成熟することは親となるための条件の一つである。それは子どもが反抗期を通るからである。自分の子ども時代、親に反抗し自我を成熟させた親は、我が子の反抗の意味を理解し、受け止め、子どもの気持ちになって対処できる。これに対し、自分の子ども時代の反抗期を理解してもらえなかった親は、子どもの反抗を理解できない場合がある。それは、子ども時代に反抗心を「抑圧」という方法で処理してしまったためである。「子どもは反抗心を抑圧するもの」という既成概念、思い込みがある。あるいは「抑圧」という対処機制しか持っていないために、

67

発散、浄化、カタルシスという適応機制を使う子どもの反抗にぶつかると、親は動揺してしまう。

　自分の親に、自分の反抗を受け止めてもらえず、理解されなかった悲しみをもっている親は、子どもの反抗の意味を学ぶ必要がある。自分が親から受けた誤った対処の仕方を、自分の子どもにはしないためである。

　防衛機制は社会的に望ましい適応的防衛機制と、望ましくない不適応的な防衛機制に分けられる。望ましい機制は補償、昇華、同一視、浄化などがある。望ましくない機制には合理化、逃避、抑圧、退行、反動形成、投射などがある。

③ 反抗の意味とその対処

1．反抗は自我の成熟のために必要である。反抗することによって自我が確立する。免疫のようなもので、反抗に対する精神的な抗体が形成されれば鎮まる。

2．反抗は子どもの成長発達段階に現れる。反抗は悪いことではなく、自我の目覚め、成長・発達の健全な現れである。

3．子どもは反抗によって、自分の存在を確認することがある。親は、子どもの存在を受け止め、配慮をあらわす。

4．子どもは反抗によって、自分が愛されているかどうか確認することがある。「あれが欲しい。これが欲しい」とねだる子は、物が欲しいのではなく、愛されていることを確かめたい気持ちが隠れている場合がある。一緒に遊び、共に過ごす必要がある。

5．子どもは「イライラする気持ち」を反抗で表現する場合がある。気持ちが鎮まるまでは沈黙する。冷静になってから聴く。

6．子どもは「親を非難する」場合がある。

　　①親の行動の問題：子どもに要求するが自分はしないという言行の不一致、矛盾した生き方がある。自分はテレビで、子どもに「本を読みなさい」はよくない。親は認め、反省する必要がある。

　　②遺伝的な問題：毛深い。美人でない。二重瞼でない。背が低い。

足が太い。これらについて、親は謝らなくてよい。これは親の責任ではない。遺伝によるものである。

　・**不条理**；人間は、自分の意思によってではなく、生まれさせられ苦労させられ年老いさせられ、死においやられる存在である。

　・**条　理**；自分の意思で生まれてきたのであれば、生まれたことも辛いことも自分で選んだ自分の責任だから、納得できる。納得する必要がある。

　・**誰の責任か**；自分が生まれたのは自分の意思によらない。親の意思でもない。親のまたそのまた親の意思でもない。人間を存在させる存在の責任である。筆者は偉大な存在者が人間を存在させていると考えている。

7．自我の確立は、ひとりで立つ、独立する、分離する、孤独に耐える、責任を果たすなどを意味する。

8．自我を確立した人は、他者実現を目指す。

9．自我を確立した人は、分離、孤独を克服するために、愛という方法によって他者を求める。

4　教育史における「自我」の発見（文芸復興・宗教改革の時代）

　17 〜 18 世紀のフランスの啓蒙主義の時代には、ルソーにより人間の発見と、子どもの発見が行なわれた。これに先立つ、16 〜 17 世紀にはもっと驚くべき発見があった。「我」の発見がなされていた。そして、これには「反抗」が重大な意味をもっていた。

「反抗」と「自我」のルーツ　反抗する（抗議する）者達

　1．ジョン・ウイックリフは反抗した

　　反抗 protest という言葉は、カトリック教会の法皇が反抗する者達をプロテスタント protestant と呼んだことに端を発している。1382 年英国ではジョン・ウイックリフ（1320 頃〜 1384）がローマ教会の教条に革命的な思想で反抗した。教会の意に反して、聖書を英語に訳したので

人々は自国語で読めるようになった。神が教会指導者に財産を委託して使用させるのは、私有させるためでなく、神の栄光のため使うよう委ねたと説いた。これに失敗したら彼らから取り上げて神に奉仕する者に与える十分な理由となる。教会の頭首は、法皇ではなくキリストである。法皇の権威は正しくない。信者に対する唯一の権威は法皇ではなく聖書である。化体説（パンとぶどう酒の外形がそのままでも実体はキリストの体に変化している）にも反対した。

　法皇はウイックリフを引退させ、彼の教えを説く者に死刑を科することを決めた。ウイックリフの死後、コンスタンツ会議は彼の説に異端の宣告をした。その遺骸は発掘されてテームズ河に投ぜられた。

２．ヨハン・フスは拒んだ

　1402 年、ボヘミアのヨハン・フス（1369 頃〜 1415）はウイックリフの教えを説いた。特に免罪符の発売を企てた法皇ヨハネ 23 世に対し「法皇はその大権を神から受けたのではなく悪魔から受けた」と宣言した。宗教会議にかけられたが、彼は取り消しを拒んだ。法皇はフスを焚刑（焼き殺し）にした。

３．マルティン・ルターは個人の良心の尊厳さによって抗議した

　ルター（1483 〜 1546）は修道僧から大学教授となり、ギリシア語の新約聖書を研究した。その結果、カトリック教会の教えの中に聖書と一致しないものがあることがわかり、改革を始めた。彼は聖書をドイツ語に訳した。民衆は母国語で聖書を読めるようになった。1517 年 10 月 31 日のウイッテンベルク城にある教会の扉に貼り出された 95 カ条は有名である。彼が最も抗議したのは「免罪符」である。大監督の代行人は「免罪符を買ったものに悔い改めは必要ではない。免罪符はあらゆる罪の完全な許しを与えるものである」と主張した。その代金は大監督の私有となり、法皇の私有となった。ルターは聖書を根拠に 95 カ条を掲示した。ウォルムス会議に喚問された時のルターの言葉は、史記に残されてはいないが、伝説として語り継がれている。

7章　人間の発達と教育方法

［95 カ条の主な提示］

免罪符は間違いである。

聖職の地位の売買は間違いである。

人は聖職者による礼典（ミサ）によって救われない。

人が救われるのはキリストを信じる信仰による。

個人には、キリストによって直接、神に至る権利がある。

法皇や聖職者が人間と神の間を仲介するのは間違いである。

（『キリスト教全史』[35]）

　宗教改革者マルティン・ルター（1483 ～ 1546）は、自己の掲示した 95 カ条の提題について弁明するために、ウォルムス会議に喚問された。実は彼の主張の撤回を半ば強制的に、皇帝の前で求められたのであった。1520 年 4 月 18 日、貴族高官学者達の前で、彼は立ち、皇帝に向かって次のように語った。「……聖書と明瞭な理由とによって了解させられるのでないならば、私は法王や議会の権威をもってしても従うことはできません。……私の良心は神の言にとらわれています。私は何も取り下げません。なぜなら、良心に手向かうことは正しいことではなく、また安全なことではないからです。……私は独りここに立っています。他に為すべき手段がありません。神よ、私を助けてください」。

　教会の絶対的な権力の主張に対して、ルターは個人の良心の尊厳さとをもって反駁した。我々はここに宗教の領域において、中世から近代への発展をもたらしたコペルニクス的転回を見る。永遠から現世へ、修道院から宮廷へ、普遍から個別へ、神から人間へ、律法から良心へ、太陽から地球へ。天動説から地動説と、思想、芸術、技術など生活のあらゆる面において、急激な転回が起こったのであった。そして、ペトラルカは南ヨーロッパ、ルターは北ヨーロッパにおける転回のきわめて代表的な形式を示していた。

（『西洋教育史』[36]）

column

　反抗期は、認めたくない、汚いものだと思っている若者は多い。しかし、反抗期の意義を理解すると、この悪夢から解放され、客観的に自分を見つめるようになる。モラトリアム（猶予）期間を終え、次のステップへと成長できる。

4．ペトラルカは世界の中心は自分自身であることを発見

　人文思想の領域で同様の転回を試みた代表的人物として、ペトラルカを挙げる。ペトラルカは文学のみならず地理にも詳しく、イタリア全土の地図を最初に作成する時の指導にあたっている。また、ハイキングや登山を、まさにそのものを楽しむためにおこなった最初の人物でもある。ある年、彼は弟を伴い南フランスのアビニオンの町の近く、ベントー山の登頂を試みた。山頂からの眺望はきわめて見事であったのであるが、彼がそこで発見したことは地平線があるということであった。しかもそれが彼を取り巻いており、その真只中に自分が立っているのであった。地平線は円を描き、その中心に位置するものはほかならぬ自分自身である。ここに新しい世界が開けた。世界の中心は神ではなくて自分自身であるということ。これはまさに人間の自覚史上のコペルニクス的転回であったと言わざるを得ない。　　　　　　　　　　　　（『西洋教育史』[37]）

■文芸復興（ルネッサンス）の歴史的意義──「我」と「世界」とを発見──

　ギリシア時代からの歴史で、ルネッサンスと宗教改革において人類が初めて「我」と「世界」とを発見した。教育の歴史においても、この時期に「我」が初めて発見された。「我」の発見が、その他の新発見に比べても偉大であったことを朝永三十郎が次のように書いている。

　第15世紀末より第16世紀末、或は第17世紀初めまでの間の時期は、欧州文化の一大革新期であったことは普く知らるる事実である。この革新思潮は種々の顕著なる新発見となって現れ、‥た。その新発見の第一はキリスト教的以外の文化である。‥キリスト紀元以前には真正の文化なく、真正の歴史もない。教会の圏域以外には真の救済がないのみならず、真の学問もなく、真の道徳もない、と考えられていた。‥それが中世文化に比してはるかに生気に富み、まさに勃興せんとしつつある新興諸民族の性情にはるかによく適合したものである、ということを見出した。

　次は地理上の発見である。コロムブスはアメリカを発見した。ワスコ・ダ・ガマは喜望峰を回航して印度洋への航路を発見した。マガリアエンス（マゼラン）は南米南端の海峡を過ぎて太平洋を航し、そのまま回航を続けて遂に欧州に還った。即ち世界回航の始めである。宇宙形態論上の発見では、コペルニクスの地動説がある。コペルニクスが仮説として提唱した地動説は、ケプレル、ガリレイの綿密なる観測と数理的計算とによって確認された。その他グーテンベルグの活版術の発明、レオナルド・ダ・ヴィンチの物理、力学、天文学の新研究、

フランソア・ヴィエートの解析幾何、ネービアの対数等の発見、創説もこの際に起こっている。第15・16世紀はかくのごとく顕著なる新発見の時期であった。これらの諸発見はいずれもみな、思想史上もしくは科学史上一新時期を開くに足る重要なものである。

が、しかしこれらよりも更に重要な、或はそれらの共通の根底をなしているところの重大な発見がある。それは何であるか。「我」の発見である。中世より近世への移り行きはこの「我」の発見に淵源を有しているといって差し支えない。また、近世に入ってからの精神的文化の発展は、この「我」の概念の変遷展開を核心としているといっても過言ではない。この発見されたる「我」が、自己に対立する教権、国家、もしくは自然との、扞格もしくは「我」そのものの内部的乖離、もしくは多数個「我」相互間の交渉等によって、漸次自己の意識を明化し、深化して行った歴史が、近世文化史の核心をなしていると見られ得る。

（『近世における我の自覚史』[38]）

親への反抗であれ、国家や宗教権力への反抗であれ、反抗することは生命を賭けた戦いであり、孤独・分離・独立を意味する。扞格＝互いに相容れぬこと。これらが反抗（protest）の意味である。ここから考え出される教育方法は、自己を主張しつつ同時に他者を尊重する教育である。

レポート課題

＊　反抗期をどう送ったか。親はどのように反抗を受け止めてくれたか。反抗期が卒業できているかの考察。

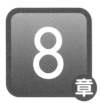

「子どもの発見」と教育方法
―― 子どもは小さい大人ではない ――

本章では、ルソーの「子どもの発見」を手懸りに、子ども時代の「自分の発見」を試みる。そして、教育方法を考察する。

教育小説『エミール』[39)] がジャン・ジャックルソー J. J. Rousseau（1712～1778）によって、1762年に出版された。この中に「子どもの発見」と言われることが書かれている。

1 ルソーの「子どもの発見」

1．子どもの本性は善である。

ルソーは『エミール』の冒頭で「万物をつくる者の手をはなれる時、すべてはよいものであるが、人間の手にうつるとすべてが悪くなる」「生まれたときから他の人々のなかにほうりだされている人間はだれよりもゆがんだ人間になるだろう」（前掲書上 p.23）と書いている。カトリック教会が全てを支配していた時代には、人間の本性は悪とする性悪説が支配していた。彼は、見失われていた人間の善性を発見した。このことは、教会の権威を否定するものであった。パリの高等法院はこれを禁書とし逮捕令を出した。彼はスイスに逃れて8年間を過ごした。

2．子どもには発達段階がある。

子どもの発達段階を初めて明らかにしたのはルソーである。明確な記述はないが、おおよそ、乳児期（誕生～2歳）、幼児期（2～12歳）、少年期（12～15歳）、そして、青年期（15～20歳）の4段階に分けた。これによって、発達段階に合った教育方法が考えられる。乳幼児期には

感覚の教育、青年期に至ってから理性の教育という順番が、発達に合っている。

発達段階	編	認識能力	行動基準	教育内容
Ⅰ．乳児期（0〜2）	1・2	感覚	快・不快	道徳
Ⅱ．幼児期（2〜12）				
Ⅲ．少年期（12〜15）	3	感覚的理性	適合・不適合	政治
Ⅳ．青年期（15〜20）	4	理性	善・悪（幸福・正義）	宗教

3．子どもは小さい大人ではない。子どもは大人の小型ではない。

ルソーは「よい教育が必要であることについてはわたしは多くを語るまい。一般に行なわれている教育がよくないことをながながと証明するようなこともしまい」と、その時代の教育方法を批判している。

子どもは大人を縮小したような存在ではない。身体においては、大人は7、8頭長だが、新生児は3、4頭長である。精神においても大人と子どもは異なっている。思考の特徴が、幼児は具体的で、大人は抽象的である。想像性が、幼児は幻想的で、大人は常識的である。興味が、幼児はおもちゃだが、大人は異性や物である。

> 人は子どもというものを知らない。子どもについてまちがった観念をもっている……。このうえなく賢明な人々でさえ、大人が知らなければならないことに熱中して、子どもになにが学べるかを考えない。彼らは子どものうちに大人を求め、大人になるまえに子どもがどういうものであるかを考えない。
> （前掲書上 p.18）

> 子どもの状態をぬけだせない人間がある^{ママ}のと同様に、いわば子ども時代を経ないでほとんど生まれながら大人になっている人間もある（前掲書上 p.158）。見せかけにだまされないで、その年齢にふさわしく子どもをあつかうがいい。そして、過度に力を訓練させようとして消耗させることを恐れなければならない。
> （前掲書上 p.160）

子どもの体と精神の欠陥はすべて同じ原因から生じると言ってもいい。人は子どもを、まだそのときが来ないのに、大人にしようとしているのだ。

（前掲書上 p.206）

4．子ども時代には固有の価値がある。

　大人達は、子どもが遊んでいるのを見て無駄に過ごしていると誤解している。「かれの遊戯はかれの仕事なのだ」（前掲書上 p.279）とあるように、子どもの遊びは、生きること、成長発達そのものである。

　子どもがなんにもしないで幼い時代をむだにすごしているのを見て、あなた方は心配している。とんでもない。しあわせに暮らしているのがなんの意味もないことだろうか。一日じゅう、飛んだり跳ねたり、遊んだり、走りまわったりしているのが、なんの意味もないことだろうか。一生のうちでこんなに充実した時はまたとあるまい。

（前掲書上 p.162）

5．大人になるための準備期間ではない。

　「人生のそれぞれの時期、それぞれの状態にはそれ相応の完成というものがあり、それに固有の習熟というものがある」（前掲書上 p.271）。子どものそれぞれの発達段階は、大人になるための準備期間ではない。つまり、段階的完成説と理解できる。子どもは、それぞれの発達段階において完成を達成していく。

　これらのことから子どもは、大人の世界から解放され、独自な世界を獲得できたと言われている。

2 子ども時代の「自分自身の発見」

　教育する者は、ある程度、人格が成長して人間が完成されている必要がある。ルソーは「一人の人間をつくることをあえてくわだてるには、その人自身が人間として完成していなければならない、ということを忘れないでいただきたい」（前掲書上 p.135）と言っている。読者は、これまでに受けた教育を振り返り、欠点を修正して、人格の完成を目指す。

8章 「子どもの発見」と教育方法

1）暗い子、消極的、大人しい子などと決め付けられなかったか。
2）発達段階を無視した教育を受けなかったか。
   クリティカル・ピリオド（臨界期・決定的時期。言葉を習得しやすいなど、ある行動を獲得しやすい時期がある）を尊重されたか。
3）「お姉ちゃんだから」と小さい大人を求められなかったか。
4）子ども時代を幸せに過ごしたか。
5）「大きくなったら役に立つ」と、子どもの遊びなどを犠牲にさせられて、勉強などに偏った子ども時代を送らなかったか。レディネス（ある行動が可能になるには機能の成熟が必要）を無視されなかったか。
6）いらない子などと否定されなかったか。
7）子ども時代、独自な世界を獲得できたか。

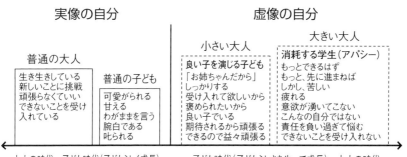

　子ども時代に、甘えたりわがままをしたりして独自な世界を獲得した子どもは、大人になってからさらに新しい世界に挑戦して生きる。一方、子ども時代に「小さい大人」を演じた子どもは大人になってからつまずく。「お姉ちゃんだから」と、良い子を演じ続けていると、心のエネルギーを消耗（アパシー）してしまう。すると、自分の実像を失って、自分が誰なのか、何をしているのかわからなくなる。これは、小さい大人（虚像）を演じていた自分を自覚する。そして、養育者と話し合う。不可能ならば、文章化し、自分の感情表現を試みる。自分で自分を褒め続けると癒される。

ルソーの「子どもの発見」は、当時の教育思想にあっては、まさに革命的であった。子どもの教育においては、発達段階や子ども時代固有の価値は見失われていた。しかも、貴族や裕福な商工業者の子弟だけが家庭教師によって教育を受けられるだけであった。多くの貧しい子ども達は、食べ物を得るために働かなくてはならなかった。産業革命の時代では、幼い子ども達が低賃金で1日に20時間も働いていた。

　ルソーが「エミール」を著す契機は、社交界のヒロインの依頼にあったと言われる。したがって、上流階級の親の家庭教育書としての性格を持っている。またルソーは正規の教育を受けられなかった渇望感があった。『エミール』は膨大な遺産を持つ貴族の孤児エミールを生徒にして、ルソーの分身である理想の教師が、恵まれた田舎の良い環境で養育にあたるという設定で書かれている。

　ただし、ルソーは、幼い時に母親を失った。5、6歳の時から父親が読んでいた大人の小説を読んで、英才教育を受けてしまったようである。10歳で父と別れ正規の教育を受けられなかった。5人の子どもを養育院に送らなければならなかったという事情があった。彼は自戒を込めたのだろうと思われるのだが、「父としての義務をはたすことができないひとには父になる権利はない。貧困も仕事も世間への気がねも自分の子どもを自分で養い育てることをまぬがれさせる理由にはならない」（前掲書上 p.46）とも書いている。

3　人間観の変遷と教育方法

1．人間観の変遷

　教育思想史の中の「人間観」の変遷は、次のように考えられる。

①ギリシア時代（B.C.10世紀頃〜 B.C.272）

　ギリシアでは、真・善・美を兼ね備えた身体強健な人間が理想とされた。ギリシアは、人口1〜3万人程度のポリス（都市国家）であった。他国の侵入から自国を守るために、市民が強くなければならなかった。また、善く生きる人間が理想であった。

②ローマ時代（395 年に西と東に分裂。476 年に西ローマ帝国は滅亡）

　ローマの共和制社会では、討議と説得の術として弁論術の習得が教育の理想とされた。人間の善性が評価された時代であった。

③中世の暗黒時代（5 ～ 15 世紀）

　この時代は中世の暗黒時代と言われる。ローマ帝国が崩壊して、分裂したヨーロッパを支配したのは、王政でも、共和制でも、民主制でもなく、宗教（ローマカトリック教会）であった。ローマ帝国はキリスト教を採用していたのだが、次の支配者は、宗教と国家体制が合体した、法皇を神の代理者とするカトリック教会と変わった。この時代の人間観は、神は絶対に善であり、人間は悪であった。性悪説の考え方である。教会の権力は絶対であった。個人の信仰や道徳の基準、科学でさえも教会が支配した。これが 1,000 年間続いた。中世が暗黒であったのは、人間の個性や、自我、自由が最も失われたからである。

④宗教改革の時代（16 ～ 17 世紀）

　ドイツの宗教改革者ルターは、1517 年、95 ヵ条などによって「わたし」を主張した。プロテスタントの基本的思想は、信仰の自由、信仰による義、聖書至上主義、万人祭司主義である。個人や自由が発見された。

⑤啓蒙主義の時代（17 ～ 18 世紀）

　この時代にギリシア時代の人間観への回帰がなされた。1789 年にフランス革命が起こった。「食べるパンがありません」と言う民衆に対して、王妃マリー・アントワネットは「パンがなかったらお菓子を食べればいいのに」と言ったと伝えられている。ルイ 16 世夫妻は殺され、フランスは絶対王政から共和制の国となった。17 世紀から 18 世紀を啓蒙主義の時代という。啓蒙 Enlightenment Aufklärung とは「理性の光によって照明される」を意味する。啓蒙思想の特色は、教会権力など全ての権力に反対し、人間の理性の権利を主張したことである。この時代に生きたルソー（1712 ～ 1778）は、次のように感覚や感性の教育を強調している。

感覚的なものを通ってこそ、わたしたちは知的なものに到達することになるのだ。精神の最初のはたらきにおいては、感覚を常に精神の案内者としなければならない（前掲書上 p.289）。人間として完成させるには、人を愛する感じやすい存在にすること、つまり感情によって理性を完成することだけが残されている（前掲書上 p.365）。わたしたちの感性は、疑いもなく、知性よりも先に存在するのであって、私たちは観念よりもさきに感情をもったのだ。

（前掲書中 p.171）

　啓蒙主義は理性を主張する。しかし、ルソーは感性が理性に優ると主張している。彼は理性の人ではなく、感性の人であった。見るよりも前に全てを感ずる人、一挙に本質を把握する天才的直観の所有者と言われる。理性は利己心に流れやすいから人間の倫理的行動基準は感性に求められなければならないとする。彼は 1790 年出版の『科学芸術論』[40]で「われわれの学問と芸術とが完成に近づくにつれて、われわれの魂は腐敗したのです」と、文化非観説を唱えた。文化が進歩するほど、感情や心情が呼びかける真の声を聞くのをやめて、堕落していくとした。ルソーは自然に帰れと呼びかけている。この自然は、原始の自然ではなく、汚された文化に対して、ゆがめられない善きものという意味である。「自然的人間性は善である」が彼の思想の特徴である。

　人間の心は、知性・情緒・意志の三要素からなっている。啓蒙主義は知性を強調した。これに対して、ルソーは感性（情緒）を強調した。さらに、哲学者カントは意志を強調している。

２．人間観と教育方法

　「人間の本性は善である」か「人間の本性は悪である」かについてはそのまま現代に至っている。性悪説から導かれる教育では、強制、矯正の方法が行なわれる。ベルトや棒で、鞭や笞で打ち叩いた。性悪説の教育方法では自由意志や個性が否定される。そのために自我が失われる。一方、性善説から導かれる教育では自由意志や個性を尊重した方法が行なわれる。しかし、よい教育によって全ての人間がよい人間に形成されるかというと、必ずしもそうではない。悪への傾向が残る。やはり教育

に限界がある。

　性善説に立った生徒の個性を重視しすぎる教育では、何をどれだけ学ぶかを生徒が決める。すると、嫌いなものは避け楽なものに逃げる。そのために、基礎学力に必要な教科までも選択しなくなり、学力低下の現象が起こる。反対に、性悪説に立った教師主導の教育では、生徒の個性が否定され尊重されなくなるので、不登校などの問題が起こる。

　第三の考えでは、人間は善の傾向と悪の傾向を併せ持つ矛盾した存在と考える。この立場では、自由意志や個性を尊重する。しかし悪の傾向があるので、悪を遠ざけるような教育を行なう。これは非常に難しいことではあるが、愛の業によって良い人間を教育する可能性がある。

4 教育モデルと教育方法

1．鉱物モデルと教育方法

　古代ギリシア時代から、子どもは、粘土、白紙など鉱物をモデル[41]として考えられてきた。陶工は、粘土が柔らかい時に形を整える。石工は、ノミとハンマーを使って、大理石を打ち叩いて削る。書家は、何も書かれていない白紙に書き込む。同じように、子どもは、早期に手を入れて教育者の思い通りに整える方法で教育される。この子ども観では、子どもの意志や、発達段階は考慮されない。大人が用意した知識や技術や行為を子ども達に書き記すという一方向的な方法で教育が行なわれる。子どもはできるだけ、「小さい大人として振る舞う」ことを求められる。この教育方法の欠点は、子どもらしさを失うことにある。

2．植物モデルの人間観と教育方法

　しかしルソーの子ども観は、植物モデル[42]である。『エミール』では、子ども観が、粘土や紙などの無生物から、生命ある植物に変わった。

　　大きな道路から遠ざかって、生まれたばかりの若木を人々の意見の攻撃から、まもることをこころえた、やさしく、先見の明のある母よ、わたしはあなたにうったえる。若い植物が枯れないようにそれを育て、水をそそぎなさい。その木が結ぶ果実は、いつかあなたに大きな喜びをもたらすだろう。あなた

の子どもの魂のまわりに、はやく垣根をめぐらしなさい。……植物は栽培によってつくられ、人間は教育によってつくられる。　　　（前掲書上 p.23 ～ 24）

　自然は、子どもが大人になるまえに子どもであることを望んでいる。この順序をひっくりかえそうすると、成熟してもいない、味わいもない、そしてすぐに腐ってしまう速成の果実を結ばせることになる。わたしたちは若い博士と老いた子どもを与えられることになる。　　　　　（前掲書上 p.125）

　ルソーの子ども観は植物をモデルにしている。種は種のままでも、双葉の状態でもそれぞれの段階で完全である。子どもは子どものままで完全である。人生のそれぞれの時代にも、それ相応の完成がある。植物栽培では、双葉や若葉の時期に花や実は求めない。子どもは大人の小型でもなければ、大人の生活への準備段階でもない。子どもはそれ自体独自な存在である。子ども時代には固有の価値がある。
　粘土や白紙に書き込む教育は、型にはめ込み、手を加える積極的教育であった。これに対し、植物栽培は水をやり肥料を与え環境を整え、成長を見守るという消極的行為である。植物は成長する。だから、子どもには成長発達段階があることがわかる。また、それぞれの段階は充実した生でなければならない。植物を育てる方法からその自然的な発達段階に従う教育方法を学ぶ。それは、合自然の教育、消極教育である。

　植物は本来、上へ上へと茎を伸ばそうとする傾向があり、たとえそれが妨げられてもその樹液は本来の傾向を保とうとする。同じように、人間の性向も同じようにたえず善くなろうとしていると考えたのである。　（『教育哲学』[43]）
　それ自体独自な存在であるというのがルソーの児童観である。教育史上、子どもは、ルソーによってはじめて、おとなの世界から解放され、独自な世界を獲得することができたといわれる。これが一般にいわれる「子供の発見」である。　　　　　　　　　　　　　　　　　　　　　（『西洋教育史』[44]）

　子どもの発達段階の発見は偉大だった。しかし、植物は移動しないから、植物をモデルにした教育観は、不完全な子ども理解である。人間は植物ではなく、むしろ動物に近い。動物モデルの子ども観が現れる。

3．動物モデルの人間観と教育方法

　人間は、生物の仲間であるから、植物的な要素を持っている。しかし、人間は動物でもある。だから、人間の教育は、動物をモデル[45]にして考えることができる。動物は、子どもに乳を与え、食べ物を与えて育てる。人間もほぼ同じである。人間以外の動物（獣）も食べ物を取ることを学習して大人になる。人間も教育によって人間になる。食物を与えられるだけでは人間になることはできない。人間には教育が必要である。

　犬はほうびと罰によって訓練することができる。このことから考えられる教育方法は、子どもの良い行ないを褒め、悪い行ないを叱る報酬と罰である。この場合、子どもは褒められるのを目的にするなど、報酬がある場合だけ良いことをする打算的な性格になる可能性がある。犬や猫はペットとして飼われる。子どもはペットとして育てられたら、自立や自律ができなくなる。動物をモデルとした教育方法は、不完全な方法である。

　また、動物（獣）は、家畜として飼育される。人間が動物（獣）に餌を与えるのは、将来、家畜として利用するためである。人間が育てられるのは、その人が自らの人生を切り開いて生きて、奉仕するためである。

　動物の行動を起こすものは何かについて、本能説・遺伝説・動機説・プログラム説・学習説などがある。このことは心理学の分野なので、ここでは紹介に留める。

4．人間モデルの人間観と教育方法

　人間は、鉱物モデル、植物モデル、動物モデルで考えることができる。しかし人間は人間であるゆえに、人間モデル[46]で考えるのが最もふさわしい。最後に人間モデルを考察する。人間は、鉱物でも植物でも動物でもない、人間は人間である。人間には「自由意志」（p.166 参照）がある。自由意志は物事の選択意志でもある。自由意志は鉱物にも植物にも動物にもない。人間の自由意志がこれらとの違いである。自由には責任が伴う。この人間観から考えられる教育観は、自ら思考し、判断し、行動し、責任をとる自律的人間を目指した教育である。

これまで人間の理想像は様々に求められてきた。古代ギリシアの人々は、真・善・美の価値が調和して実現された人間を善い人間としてきた。キリストは「聖書」の中で、「神を愛し、人を愛すること」を人間の理想としている。コメニウスは「大教授学」の標題として「現世と来世との生命に属する、あらゆることがらを……おそわる学校を」と述べている。

　またアメリカのE・G・ホワイトは1903年に書いた『教育』[47]において、「私達の教育についての考え方は、とても分野が狭くレベルの低いものが占めています。教育には、もっと広い視野と高い目標が必要です。真の教育は、学業における単位取得以上の意味があります。また、この世界で生活するために備える以上の意味があります。できるだけ、人間の生涯に亘って提供する必要があります。それには、その身体的、知的、精神的な能力の特別な調和的発達が存在しています。真の教育は、この世界においての特別な奉仕の喜びと、やがて訪れる特別な世界における広い奉仕の高貴な喜びのために特別な学生を準備しています」（髙谷訳）と述べている。

　理想の人間像を全人教育論で唱えたのは玉川大学の創立者、小原國芳である。普遍的な価値は、真・善・美・聖の四つである。この価値を実現する手段価値として経済と健康がある。この価値から導かれる教育は、真；科学教育、善；道徳教育、美；芸術教育、聖；宗教教育、経；社会教育、健；保健教育である。全人教育は11章で研究する。現代は、理想の人間像をモデルにした教育観を求める時代である。

column

　子どもは小さい大人ではない。大人になるための準備期間でもない。子ども時代は固有の価値がある。植物が種のままで完全であるように、蝶が幼虫でも、さなぎの段階でも完全なように、子どもは子どものままで完全なのである。これがルソーの言う「子どもの発見」である。

8章 「子どもの発見」と教育方法

　どのように子ども時代を送ったかを分析して、子ども時代の自分の発見を試みる。「お姉ちゃんだから」など何らかの理由で、おおよそ2割の人が小さい大人を演じてきている。この人達は、頑張ればできるので努力をするのだが、達成感や満足感が得られているとは言い難い。心のエネルギーが燃え尽きようとしている。

　これは、次のようにして心にエネルギーを補充する。まず「小さい大人を演じてきたのだ」と自覚する。実は「小さい大人」を演じて自分を守ってきたのだが、もう無理はしなくて良いのだ。重い責任という荷を降ろすと、心はかなり軽くなる。次に「偉かったね。しんどかったね。よく頑張ってきたよ」と自分で自分を褒める。これを続けると「小さい大人」の悪夢から解放され、心に元気が湧いてくる。

　小さい大人を演じてきた人は、もっと大きな大人を演じようする傾向がある。そのために、心の元気が少なくなるのである。自分サイズを見つければ明るい未来が開けてくる。ここに教育方法の一つがある。

レポート課題

＊　子ども時代の考察。

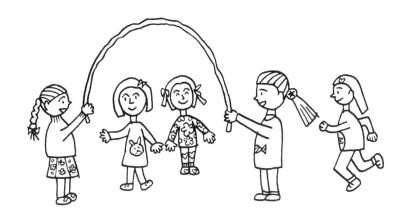

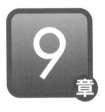

子どもの遊びの意義と教育

　この章では、子どもの遊びの意義について学ぶ。そして、自分の子ども時代に、健康な遊びを経験したかを考察する。そして、教育方法を考える。

1　遊びの経験と育児

1．子どもと遊ぶことは教え育てること

　楽しかった、面白かったという遊びの経験があるならば、大人は子ども達と遊びを楽しみ、教えることができる。遊びが楽しいという経験がないならば、遊びを楽しむことも、子どもに遊びを教えることもできない。子どもと遊ぶのが苦手な人は子どもに遊びを教えてもらうとよい。子どもの遊びは、子どもの生そのものである。子どもと遊ぶとは、「子どもを教える。育てる。教育する」ことである。子どもが育つとは、楽しんで遊べるようになることである。

　19世紀までは、人間の発見、子どもの発見の世紀であった。19世紀から20世紀に生きたエレン・ケイ（1846～1926）は「20世紀は児童の世紀になる」と予見し、『児童の世紀』[48] を書いた。この本の中に子どもと遊ぶ意味は、子どもを育て教えることであると書いている。

　「子どもと遊べる者だけが、子どもに何か教えられる」というスタール婦人の言葉には深い意味がある。自分が子どものようになることが、子どもを教育する第一の条件である。しかしこれは、子どもらしく装ったり御機嫌取りのおしゃべりをすることを意味するものではない。どちらも、子どもたちにたちまち見破られて嫌われる。これは、子ども自身が生活を捉えるのと全く同様な無邪気さで子どもを取扱い、子どもにも、大人に示すと同様の思いやりと、細やか

な感情と信頼を示せということである。またこれは、大人が子どもに、自分の欲するあるべき姿を要求し、それによって子どもに影響を与えるのではなく、大人自身の現在の姿の印象によって子どもに影響を与えよということである。そしてまたこれは、子どもに接するのにずるさや暴力をもってせず、子どもの持ち前のまじめさ誠実さをもってせよということでもある。

乳幼児とは「いない、いない、ばあ」で遊ぶことができる。大人が、これをすると、乳児は喜んで笑う。恥ずかしいという人もいるが、何回かやっているうちに子どもと楽しめるようになる。4、5歳になればジャンケンのグー・チョキ・パーの意味が理解できるようになる。この時、大人が「負ける」ようにして遊ぶ。子どもに思いやりを示すためである。大人が勝ってばかりいたら、子どもに「いや、もう遊んであげない」と言われてしまう。子どもに何も教えられなくなってしまう。

楽しかった時には「ああ楽しかった」で終わっていいし、失敗だった時には、「ああ残念」で終わっていい。その意味を理屈で説明しない。情緒の部分が大切である。楽しかったという思い出が残れば、またやろうという意欲が湧いてくる。意思を育てることも大切である。心は、知・情・意でなっている。心が感動するような遊びをしたいものである。

2. 健全な遊びと不健全な遊び

現代は、生活環境が大きく変化した。魚やカニが住む小川が家の近くにはなくなった。三角ベースの野球ができる空き地がない。遊び場そのものがなくなってしまった。一方、テレビゲームやファミコンゲームなど単独での遊びが流行っている。お金のかかる遊びが増え、不健全な遊びが多くなった。

「遊びの経験について」の学生のレポートには、子どもの頃、川でザリガニをつかまえて遊んだとか、近所の子ども達と遊んだとか、三角ベースの野球をやったと書いている。また、遊びの中で、けんかして謝ったり、謝られたり、殴ったり、殴られたりして、痛みを知り、自分や他者への限界を学んでいる。健全な遊びを体験して、社会性を養ったというレポートが多い。しかし、まれに、「全く野球の体験のない後輩がいた」

というレポートがあった。今後、「子ども時代に、外で、友だちと遊んだことがない」という学生が予想される。

3. 子どもの遊び心と、楽しい思い出

　子どもは遊び心が豊かである。筆者は民間学童保育所で指導員をしたことがある。そこは、ある古い民家を借りていた。筆者はワクワクしながら、押し入れの中を整理して、子どもが中に入れるようにした。すると、筆者が子どもの時にしたように、3年生のN君が押し入れに入り遊ぶようになった。やがて、N君は襖戸に四角い穴を開けて、顔を出して、自分の行為が否定されるか指導員の様子をうかがい始めた。

　大人の既成概念では、襖に穴を開けるのはよくない。権威主義的な考え方では、注意してやめさせるのが一般的である。この民家は、子ども達の遊び場である。筆者は、N君のこの遊び心が面白かった。「おっ、テレビができた。それではN君にニュースを伝えてもらいましょう」と、マイクを向ける仕草をした。N君はキャスターになって遊んでいた。しばらくして、この穴は必要がなくなり、筆者はふさいだ。やがて、ここは、子ども達の着替えの場所とも、秘密の遊び場ともなった。その後、公立の児童館ができて、この学童保育所は閉鎖された。

　大人は、子ども時代の「遊び心」を持ち続けたいものである。そして、子ども達の心には、楽しかった思い出をたくさん残したいものである。「人生は思い出なり」「教育とは卒業後の思い出なり。思い出の多いほどその人は幸せである」。これは全人教育論の創始者小原國芳先生の講堂訓話の一話である。卒業生の中田陽が書いている。また平山厚生は楽しい思い出を次のように綴っている。

　「食堂車にお集まりください」
　昭和14年か15年の夏休みだったと思う。地方から来ている塾生は、それぞれの故郷へ帰る楽しみで浮き浮きし、何時の列車で誰と一緒に帰省するかが話題の種だった。丁度小原先生が講演で西下されるので、その方面への帰省者は皆でその列車に乗ろうということになった。決してオヤジ（小原國芳先生）に同車せよと言われた訳ではない。

9章　子どもの遊びの意義と教育

　私も仲間たちもそっとオヤジの席を探して様子を見に行った。オヤジは揺れる寝台車の中で何か書き物をされていたように思うが、よく来たとばかりに横に座らせてもらった。しかし何の話をされたかは記憶にない。我々が座席に戻ってから、暫くしてからであった。車内のアナウンスがあり、「玉川学園の生徒さん食堂車へお集まり下さい」と言うではないか。オヤジがよんだのだと誰しもピンときたし、大急ぎで食堂車へ駆けつけると、カレーライスが人数分テーブルに用意してあった。空いた時間帯でもあったので、貸し切りだった。上機嫌なオヤジと共に、わが家へ帰る楽しさとで合唱の歌声を乗せて列車は走っていった。帰省して小学校時代の友達にこの話をしたところ、「オレ達は、入った店に校長がいたら飛び出して逃げてくるなあ」と言った。　　（『野路ははるけし』[49]）

　これは、楽しい思い出を作るという小原先生の教育観をよく表している作品である。筆者は小原國芳先生が亡くなってから、玉川大学の通信教育で全人教育を学んだ。そして、小さな私立小学校で7年間働いた。そこで、「子ども達の心に楽しい思い出を作る教育」という教育観を持った。『野路ははるけし』を読んで、この思いがよりはっきりした。そして、看護学校で成人した学生の教育学を担当して、益々、この思いが強くなっている。

2　遊びについての考え

1．否定的・肯定的考え

　遊びは一種の浪費であり、むしろ有害なものであるから遊ばせるべきではないという極端な考えが過去にあった。今日でも、知的な学習の能力だけを重視する人達は、遊びは浪費や怠惰、勉強の邪魔になり、有害になると考える。また、遊びには、劣等意識が伴うことがある。勉強をしている子どもと比べられれば、遊んでいる子どもは、勉強に励む子どもに対する劣等感を持つことになる。ただ楽しみのためにしているという遊びには遊びの劣等意識がある。

　しかし、遊びは子どもが生きることそのものである。成長であり、発達であるという意味において、将来の生活に備えるものである（生活準備説）という考えによって、浪費や劣等意識を是正することができる。また、遊びは日常生活の間奏曲、レクリエーションである。気分転換や

リクリエイト（再創造）である。さあ、またがんばろうという意欲を作る。浪費になるのか、リクリエイトにするかは本人次第である。子どもの遊びは心の癒しともなる。

２．遊びの特徴

　ホイジンガ・カイヨワ・ピアジェらは、遊びの特徴について研究している。それらをまとめると次の５点である。

　① 遊びは自由なものである。

　② 遊びは自発的なものである。

　③ 遊びは未確定で、組織的ではない。

　④ 遊びは虚構であり、日常の生そのものではない。

　⑤ 遊びは魅力的で、楽しいものである。

　しかし、これだけが遊びの特徴の全てではない。遊びにはもっと深い意味がある。様々な説が考えられている。

　ある学童保育所での出来事である。指導員が計画した「遊びのプログラム」が終わった後で、「先生、遊んでいい？」と子どもが聞いてきた。この指導員は「子どもを遊ばせたつもり」だったが、大人の指導による計画的な遊びのプログラムでは、子どもは遊べなかった。この遊びは子どもにとって自由で魅力的なものではなかったと言える。

３．遊びの分類

１）社会的行動の発達による遊びの分類（パーテン M.D.Parten, 1933 による）

　① 何もしていない行動：２、３歳だけに見られる。

　② 傍観者的行動：ほかの子どもの遊びを見ているだけで参加しない。

　③ 独立した遊び：一人で遊んでいて、ほかの子どもと関係がない。

　④ 並行的遊び：ほかの子どもと同じおもちゃで遊んでいるが、一人で遊んでいる。

　⑤ 連合的遊び：ほかの子と遊ぶが、関係は薄い。

　⑥ 協同的遊び：一定の組織として役割を分担して遊ぶ。

２）心理的機能の発達による分類（ビューラー Ch.Buhler, 1928 による）

　① 機能的遊び：手足を動かした遊び。音を聞いて楽しむ。幼児前期

まРに多い。

② 虚構遊び：大人の生活を再現しようとするもの。模倣遊び。3、
　　　　　4歳頃に現れる。

③ 受容遊び：絵本を見て楽しむ。童話を聞く。音楽を聞くなど。児
　　　　　童期前期に多い。3、4歳で減少し、6歳以後に増える。

④ 構成遊び：積み木や粘土などでものを作る。描画などの遊び。幼
　　　　　児期後期に多い。

3 遊びについての諸学説

1）勢力過剰説

蓄積された余剰エネルギーが生活活動の模倣の形で表現されたものと
する説。疲れていても、病気の状態でも遊ぼうとする子どもの活動など
は全く説明できない。

2）休養説

レクリエーション。活動的・能動的に休養するためのものとする説。
幼児は遊びと仕事が未分化である。身体的活動が遊びの中心を占めてい
る場合には休養を説明できない。

3）補充説

芸術は一種の遊びである。人間の衝動の一つ、遊戯衝動が美的創造活
動であるとする説。一理はあるとしても、やはり全てを説明できない。

4）生活準備説

将来の生活のための準備運動が遊びであるとする説。これは大人の遊
びを明らかにすることができない。遊びが将来を目指すもの——現在に
おける遊びの価値が認められていない——として捉えている点が批判さ
れる。この説は、遊びは一種の浪費であり、有害であるから遊ばせるべ
きではないといった考え方を是正したという意味で、認められる。

5）浄化説

遊びは日常生活の中で不必要なもの、有害な傾向を持つものを除去、
放出させるはけ口となり、それを浄化、昇華させる機能を持つという説。

6）生物学説

身体的・精神的・生理的発達が基礎となって、それぞれの機能が活動するようになり、それらの発育の要求を満たすような行動が遊びとして現われてくると考える説。全ての機能活動が遊びとは言えないので、その点に問題が残る。

7）弛緩説

大人も子どもも、共に原始的活動にふけって遊ぶのは、それが自然で、自発的で、愉快で満足するからである。その結果、緊張状態を解く効果があらわれ、また遊びを通して現代の生活から原始的生活に一時的に戻ることを可能にする。この説も、精神的な活動や知的な遊びには適用できず、大人の遊びが説明の中心とされているので、不十分である。

8）自己表現説

遊びは、個人が自己表現を求めるということによって説明されるとする説である。

9）精神分析的学説

- フロイト：生活のうちの印象を与えるものを反復することが遊び。
- エリクソン：子どもの遊びは、模倣的状況を作り出す経験をするためである。実験と企画によって真実を自分のものにするための人間の能力の子ども版が遊びである。
- アドラー：未来に対する準備が遊びである。
- アレクザンダー：ストレスを解消するというホメオスタシス(均衡)が遊びである。

---

column

人間の遊びは車のハンドルの遊びのようなものである。遊びがあれば、短所は長所、長所は短所になる。「暗い子」は「物事を深く考える子」であり、「消極的」は「慎重」である。「優柔不断」は「争わず、和を作る」、「主張できない」は「忠実」である。遊びがなくても危険だが、あり過ぎもよくない。

10) 構造論的学説（ピアジェ；現実世界の自我への同化機能）

　子どもは、周囲の世界を理解できないが、適応していかなければならない。しかし、子どもの適応力は幼いほど未完成で、適応が困難である。反対に、現実の世界を自我に同化させることは可能である。現実の世界を自我に同化させるという動機による活動が子どもの遊びである。

　社会的適応の道具として言語があるが、子どもには適さない。そのため、子どもには自分自身で構成し、自分が満足するような固有の道具が必要である。これが象徴性で、道具として模倣から取り出されてきたものである。同化機能は象徴遊びとして2、3歳から5、6歳に現れる。それらは実践的遊び、練習遊び、機能遊びと言われる。象徴遊びからルールのある遊び、構成遊びが分化発達する。

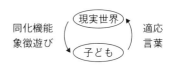

（『児童心理学Ⅲ・Ⅳ』[50]）

4　遊びと治療教育（エリクソン）

　玩具の世界は子どもの心を癒す。そして、子どもは物の世界よりもっと大きな世界（対人関係）に入っていくことができる。

　エリクソンは子どもの遊びについて次のような説を提唱している。すなわち、「子どもの遊びは、大人の経験を処理したり、現実を克服する能力を、モデル的に状況を作り出すこと（たとえばごっこ遊び）、また、いろいろな試みや計画をすることによって小児的形態において実現すること」であると。そして、このような意味をもつ子どもの遊びにおける玩具（既製の物ばかりでなく、玩具として利用できるものの意味）の価値を称揚し、子どもたちが、自分の意志のままに自由にあつかえる玩具によって作り出す小さな世界こそ、子どもたちが自己の自我を改造したい、癒したいとのぞんだ場合にはいつでも帰っていけるように自分で建設した母港のようなものであると説明する。

　しかし、このような物の世界は、容易にこわれやすく、再建も不可能であり、だれか他のものから取り上げられないとは限らないものである。それでも、この小さな世界は小さな子どもたちにとっては、きわめて重要な意味をもっている。もし、子どもたちが、この世界に恐れを感じたり、失望を感じると、もとの段階である自己空間に逆戻りして、白昼夢、指しゃぶり、自慰などの徴候を

示すようになる。もし、物の世界にうまく適応していければ、玩具のような物を使いこなせる喜びは、彼らの蒙っている種々の精神的障害を癒す結果ともなるので、かかる現象は見られない。そして次の段階では、もっと大きな世界——それは対人関係の世界で、物の世界の次にくるもの——へと入っていくことができる。

　ここでエリクソンは、ウイリアム・ブレークの言葉を引用する。すなわち、「子どもの玩具と大人の理性は、この２つの時代における豊かな実りである」と……。これは、考えることのできない大人も、そして遊ぶことのできない子どもも、ともに、それ以上進歩することがないというような意味である。

（『児童心理学Ⅲ・Ⅳ』[51]）

　「すべての子どもたちは愛されることによって人を愛することがわかっていくのであろう。この子どもたちをよくする仕事に献身している人達以上に、このことを示せる人がいるだろうか。彼らの視覚、聴覚、その他の感覚を発達させるのと同じく、彼らの愛情の感覚を発達させるには、新しい道具や、新しい教師が必要なのではない。必要なのは、彼らの感じる力にまで愛情をとどかせてやることなのである。自分は愛されているのだとその子どもに感じさせ、次には熱心に人を愛させるということが、われわれの教育の始めであり終りなのである。もし、われわれが、その子どもたちを愛しているなら、彼らもそれを感じ、やがては同じように互いに愛し合うようになるのである。愛されておれば、彼らも、その限られた能力でもって、いろいろな程度に人を愛するのである」

（『障害児の治療と教育』[52]）

　子どもにとって遊びは生きることであるから、大人は子どもと遊ぶことによって子どもを育てる。子どもは遊びの天才と言われる。小児科の実習に出かける時には、遊び道具を持って行く。発達年齢によって遊びが違う。また、男の子と女の子でも遊びに好みの違いがある。さらに個人によっても好みの違いがある。受け持った子どもが喜ぶ遊びを一緒に遊ぶ。子ども達が喜ぶのは、「アルプス一万尺」のような手が触れる遊びである。じゃんけんをしたりくすぐったりして遊ぶ。おんぶや抱っこまで進んだら親和の成立である。

9章　子どもの遊びの意義と教育

5　子どもと遊ぶために好きなもの、得意なものを持つ

　小児科実習に行く時には、発達年齢に合った様々な遊びを用意して、子どもと遊んでもらうことを計画する。そして、遊びを楽しむ。

１．知的な遊び
１）三角陣取り（紙に点を打つ。ジャンケンで順番を決める。勝った人から、点と点を１回だけ結ぶ。三角ができたらその人の陣になる。名前の頭文字と番号を書いていく。なるべく子どもが多くとれるように配慮する。１年生からできる。２人から５人遊び）
２）なぞなぞ。「あまくて大きくて赤くて黒いぶつぶつがある食べ物は？　スイカ」など問題を工夫すれば、言葉が理解できる２、３歳から、３、４年生まで楽しめる。答えがわかるようにヒントを多く添えて答えやすくする。
３）折り紙（折り鶴、セミ、トンボなど、遊び心があって、簡単に作れるものが良い）
４）ハンカチ取り（５、６人以上が並び、王様を決め、あとは家来になる。挑戦者は一人で、一番下の家来に挑戦する。家来は指を開いてハンカチを持つ。挑戦者はそのハンカチを素早く取る。家来は取られないように握る。挑戦者が勝ったら、次の家来に挑戦する。家来が勝ったら挑戦者になる。次の家来に挑戦する。家来は勝てば少しずつ上に上がる。王様までのぼる。王様が負けたら、一番下の家来に挑戦する）
５）知恵の輪（筆者は手作りで子どもと遊ぶ。うさぎの形がはずれるのが面白い。５歳くらいからできる）

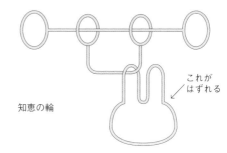

知恵の輪　　これがはずれる

6）あやとり（「おやま」案外知られていない。山が一つから十個ぐらいまでできる。一つずつ増えていくのが面白い。1年生からできる）

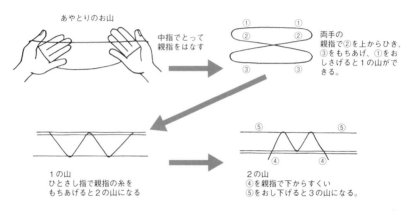

2．手（肌）が触れ合う遊び

1）リズム遊び「お寺の和尚さんがカボチャの種をまきました」「十五夜さんの餅つき」「ずいずいずっころばし」「アルプス一万尺」など、二人(ふたり)で歌いながら手を合わせる。

2）指ずもう（指を使った遊び）

3．人形・ぬいぐるみを使った遊び

だるまさんがころんだ（ちいさなミッフィーちゃん達で娘がやっていた。人形を動かして、ベッドの上でもできる）

6　子どもの遊びの急激な変化（デジタル依存症＆認知障害）

　子どもの遊びがコンピュータゲームに変わった。2009年にスマホ（多機能電話機）が発売された。日本の行政府は、メーカーが多額の税を納めるから、子ども達がデジタル機器に没頭することに危機感を表さない。

　テレビゲームをしている時、脳の前頭前野の血流が安静時以上に減って働きは低下する。前頭前野は思考や言語、記憶や学習、行動抑制や予測、コミュニケーションを司っている。ゲームで長時間遊んだ後の1時間ほどは前頭前野が麻痺して機能が回復しない。テレビの長時間視聴を続けた5

9章　子どもの遊びの意義と教育

～18歳の子どもの脳はMRIで検査すると、前頭前野の発達が長時間視聴しない子に比べると悪くなる傾向が確認されている。

東北大学の川島隆太教授[1]は2013年に仙台市の教育委員会と共同で、中学生24,000人の家庭学習の時間とスマホ使用時間の関係を調査した。すると、2時間以上家庭学習をしていてもスマホを3～4時間していると、30分未満の家庭学習でスマホが1時間未満の学生よりも数学で成績が下がっていたことが判明した。これは、スマホの長時間使用で学習記憶が脳から消失したことを意味している。

2018年、筆者の講義で、スマホ使用のため3時間しか眠っておらず1時間目から熟睡する学生や口を大きく開いて欠伸をする学生が現れた。これはスマホ依存症だ。第1回目にテキストを読んできた学生は数人だ。テキストを読んでも意味がわからない学生が増えた。若者達の間に記憶障害、注意障害、集中力障害、感情の皮相化、および、感情の鈍麻が広がっている。M・シュピッツァー[2]はこのような症状をデジタル認知障害としている。2018年6月世界保健機関WHOは「国際疾病分類」に「ゲーム障害」を依存症の一つとして加えた。2019年の総会で採択2022年から施行される。21世紀の教育学はデジタル認知障害とその裏の強力な商業主義と戦わねばならない。

＊1）『週刊文春』文藝春秋　2014.6.12　pp.135-137
＊2）『デジタル・デメンチア—子どもの思考力を奪うデジタル認知障害』M・シュピッツァー　講談社　2014　p.8

レポート課題

＊ 遊びについての考察。(「遊びの経験」「子どもの遊びの意味」「看護の中の遊び」などを述べる)

AA (アルコールアノニマス) 12 のステップ

1. 私たちはアルコールに対して無力であり、思い通りに生きていけなくなっていたことを認めた。
2. 自分を超えた大きな力が、私たちを健康な心に戻してくれると信じるようになった。
3. 私達の意志と生き方を、自分なりに理解した神の配慮に委ねる決心をした。
4. 恐れずに、徹底して、自分自身の棚卸を行ない、それを表に作った。
5. 神に対し、自分に対し、そして、もう一人の人に対して、自分の過ちの本質をありのままに認めた。
6. こうした性格上の欠点全部を、神に取り除いてもらう準備がすべて整った。
7. 私達の短所を取り除いてくださいと、謙虚に神に求めた。
8. 私達が傷つけたすべての人の表を作り、その人たち全員に進んで埋め合わせをしようとする気持ちになった。
9. その人たちやほかの人を傷つけない限り、機会あるたびに、その人たちに直接埋め合わせをした。
10. 自分自身の棚卸を続け、間違った時は直ちにそれを認めた。
11. 祈りと黙想を通して、自分なりに理解した神との意識的な触れ合いを深め、神の意志を知ることと、それを実践する力だけを求めた。
12. これらのステップを経た結果、私たちは霊的に目覚め、このメッセージをアルコホーリクに伝え、そして、私達のすべてのことにこの原理を実行しようと努力した。

(『Grapevine, The Journal of Alcoholics Anonymous』, 1950. 1)

平穏の祈り ラインホルド・ニーバー

神さま、私にできる特殊な事情を変えるための勇気と、私に変えられない特殊な事情を受け入れるための特別な冷静さと、その二つの違いを知るための知恵を私に与えてください。一日いちにちを生きています。一時ひとときを楽しんでいます。平穏への特別な通り道として、苦難を受け入れています。私がこの罪深い世界に向き合うようにではなく、それがあるままに、偉大な彼が為したように受け入れています。私が偉大な彼の意志に心を明け渡すならば、偉大な彼はすべての事情を正せると確信しています。私は、この世で、ほどよい幸せ者です。また、偉大な彼と共にいてとても幸せです。次の世界に、いつまでも。アーメン。

(髙谷訳)

(『Yale Alumni Magazine』, 2008. 7/8.)

この「祈り」の記録は 1943 年の教会での説教が最も古いとされている。薬物依存症 Drug Addiction から回復しようとする人々はこれをミーティングに応用している。デジタル依存症からの回復でもこれが応用できると思われる。

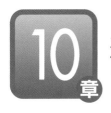

10章 道徳教育と教育方法
―― 子どもに盗んではならないことを教える ――

　この章では道徳教育の中の「盗みは悪い」を教えることについて研究する。盗みは、物だけではない。時間や、名誉も対象になる。まず、自分自身の心の中の盗みの心を顧みる。そして「盗みは悪い」をどう教えるかを考察する。「我と汝」の対話の教育を、教育史の始まり、古代イスラエルの教育から学ぶ。道徳としての「盗みは悪い」を対話によって教える。

　道徳とは人間が守り行なわなければならない道、人生上の考えや行為の基準のことである。育てる、教えるという行為には、「〜してはならない」という禁止行為が含まれる。教える者が盗みについて反省していないまま、子どもには言葉の上だけで「盗みは悪い」を教えることは可能である。しかし、このような言葉は子どもの心に届かない。偽善を教えることになる。また、子どもの行為を注意する場合、自分があたかも聖人君子であるかのような態度も子どもの心に届かない。なぜなら、盗んだ子どもの心が理解できていないからである。

　貧しさとひもじさからする盗みもある。子どもの頃に、筆者は盗みが悪いことであるということを教えられた覚えがない。1968年、筆者は札幌にいた。高卒の初任給は9,000円ほどだった。雪の降る12月、財布にお金はなかった。夜食をと出た帰りに、店先にあった柿を1個持ってきてしまった。盗みにはそれなりの理由がある。しかし、理由は悪いことを正当化しない。まず、自分の盗みの経験について反省する。そして償いをする。大人は反省によって、子どもに「盗みは悪い」と教えることができる。

1 動機と償い。こう教える

1．未熟が原因

　人の集まる所では、子ども達の集まる小学校でも、必ずと言っていいほど盗難事件が起こる。その原因として、子どもが「自分」と「他人」、「所有」や「権利」について未熟なことが挙げられる。特に低学年では「あまり、悪いこととは思わなかったから」「欲しかったから」という動機が多い。学生が期日の過ぎた図書館の本を返却しない。職場ではボールペンが持ち去られる。友人から借りたまま返さない。これらも盗みである。

　法律による盗みの禁止は、個人にとっては外部から押し付けられた強制の基準である。一方、道徳による盗みの禁止は、個人が自分で納得して決めた基準である。これは子どもの自我の発達に対応している。衝動 libido の段階で、判断のできない幼い子どもは親が判断の基準である。子どもは自我が芽生え始めると自分の思うように行動し、判断の基準は子ども自身となる。これが自我 ego の段階である。順番抜かし、席の横取りなどとなって、叱られたり、教えられたりして学ぶ。やがて子どもは成長し、自分で納得して、自分と他人の人格、権利と所有を尊重した判断をするようになる。これが超自我 super ego である。

2．盗みの動機

　道徳としての盗みの罪には、他人の所有物を盗む罪、他人の権利の侵害や人格の尊厳の否定（順番抜かし、悪口）、アイデアの横取りや文章の盗作などが考えられる。「自分の人格」「他人の人格」の区別と尊重ができる。「自分の所有」「他人の所有」の区別と権利がわかる。人格と所有と権利とは自分にも他人にも尊重されなければならない。このように、子どもが「盗みは良くない」と理解できるようになるには、ある程度の精神的な成長発達を待たねばならない。

　盗みの動機は複雑である。

　① 悪いとは知らなかった（無知。幼い子どもに起こる）。

　② 義賊：貧しい人に分けるために。豊かな人はありすぎる。

③ 貧しくなくても（えっ。あの人だったのか。あの時、無くなったのはという経験がある。何年か後になってわかった）。

④ 貧しいために。小遣いが少なくて。たくさんあるのだから、少しくらいは…。

⑤ 怒り、仕返しで（侮辱されたとか、どうしても許せない）。

⑥ 親に対する反抗心から。関心を持ってもらいたい。

⑦ みんながしているから悪くない。スリルを味わう。グループのボスに命じられて。

動機がわかれば、悪いことの意味の理解ができる。また、償うという行為の意味と価値も理解できる。

３．こう教える

謝る、償う、許す、許されるという慈悲の心が大切である。「バス代を払い忘れていたので以前の分を入れます」という方法もある。筆者はボランティアで償いを続けている。

１）「天知る、地知る、我知る」。あなた自身が見ている。あなたはあなたを欺くことになる。盗むという行為は、「盗まれた人が困るから悪いことだ」と思っている人が多い。これは日本人的な考え方である。盗みは自分を貶めるからいけない。他人を傷つける以上に自分の名誉を傷つける。他人の所有を奪う卑劣な行為をしたという烙印を自分で押すことになる。

２）厳しく罰するのではなく、慈悲の心が大切である。許し合ってお互いを尊重し合うように教える。罪を憎んで罪人を憎まずである。「罪は憎むべきである。しかし悔い改められた罪ほど美しいものはない」（ワイルド『獄中記』[53]）。

３）善人なおもて往生を遂ぐ、いわんや悪人をや（『歎異抄』[54] 親鸞）。善人が救われるのであれば、悪人はもっと大いなる救いに与るのではないかという考えである。

４）養護施設の指導員：常習の子どもに「盗みは悪い」を教えるために、一緒に自分も盗んだ。子どもと共につかまり、身元引受人に来てもら

い、たいへんな経験をした。

5）ある父親：「この手が悪い」と言って、子どもの手ではなく、自分
　の手をベルトで殴った。その時、息子は「お父さん、ぼくが悪かった。
　もうしないよ」と叫んだ。

6）『レ・ミゼラブル』（『ああ無情』[55]）ユゴーの小説で教える。子ど
　も達にパンを与えたいという動機からパンを盗んで18年の刑に。服
　役中に逃亡。償いの人生を送った。

7）罰を受けるからいけない。

8）恥ずかしいからいけない。

9）盗むことはいけないから、いけない。

10）絶対者（神）が見ているからいけない。

11）B.C.1000年頃のユダヤの賢者の言葉[56]

　人は一切れのパンのために、とがを犯すことがある。箴言28：21
　うそ、偽りをわたしから遠ざけ、貧しくもなく、また富みもせず、
　ただなくてはならぬ食物でわたしを養ってください。
　飽き足りて、あなたを知らないといい、「主とはだれか」と言うこと
　のないため、また貧しくて盗みをし、わたしの神の名を汚すことのな
　いためです。箴言28：8-9
　正しく歩む貧しい人は、曲った道を歩む富める者にまさる。箴言28：6
　憎しみは、争いをおこし、愛はすべてのとがをおおう。箴言10：12
　愛を追い求める人は人のあやまちをゆるす。箴言17：9

12）人にして欲しいと思うことは、人にもそのとおりにせよ（聖書）[57]。

13）人にして欲しくないと思うことは、人にもしてはならない（論語）[58]。
　上の二つを道徳のゴールデンルール（黄金律）という。

　聖書の基準は積極的な道徳である。西洋人はこれを対人関係における
道徳の基準としてきた。しかしこれはお節介的である。一方、論語の基
準は、消極的な道徳である。東洋人は、これを道徳の基準としてきた。
良好な対人関係は、両者の調和した積極的で、かつ消極的な姿勢にある。

10章　道徳教育と教育方法

2 教育史における「人格」の始まり
―我と汝の対話―

　ユダヤ教から、原始キリスト教が発生し、それから中世ローマカトリック教会が発足した。さらに宗教改革が展開され、今日のキリスト教がある。

		バビロニア帝国					
	アッシリア帝国	メドンペルシア帝国	ギリシア帝国	ローマ帝国		ヨーロッパは10の王国に分裂	

古代 ―――――――――――――――――――――――――――――→ 中世 ―――→※―― 近世

B.C. 1500	B.C. 1000					A.D. 1000	A.D. 1500

イスラエル人パレスチナに移住

B.C. 605 バビロンユダヤ人の捕囚

A.D. 31 キリストの処刑（初代教会・原始キリスト教）

A.D. 476 ローマ帝国の崩壊

中世キリスト教

A.D. 1517 ルターの宗教改革

1. 十戒と「盗んではならない」

　「盗んではならない」という道徳は、古く、古代イスラエルの宗教に見ることができる。『聖書』の初めの巻き物は「創世記」「出エジプト記」「レビ記」「民数記」「申命記」で、この五書はモーセが紀元前1500年頃に書いたと言われている。出エジプト記と申命記に十戒があり、この中に「盗んではならない」がある。

　エジプトにおいて奴隷とされていたイスラエルの民を救い出した後、シナイ山において、神が指導者モーセと結んだ契約の言葉が十戒である。1条から4条は神に対する人間の義務（宗教儀式）、5条以下は人間に対する人間の義務（道徳）である。この中に盗みの禁止がある。

■モーセ（イスラエル）が神と結んだ契約。石の板に書かれた十戒

1．わたしはあなたの神、主であって、あなたをエジプトの地、奴隷の家から導き出した者である。
　　あなたはわたしのほかに、なにものをも神としてはならない。
2．あなたは自分のために、刻んだ像を造ってはならない。上は天にあるもの、

103

下は地にあるもの、また地の下の水のなかにあるものの、どんな形をも造ってはならない。それにひれ伏してはならない。それに仕えてはならない。あなたの神、主であるわたしは、ねたむ神であるから、わたしを憎むものには、父の罪を子に報いて、三、四代に及ぼし、わたしを愛し、わたしの戒めを守るものには、恵みを施して、千代に至るであろう。

3．あなたは、あなたの神、主の名を、みだりに唱えてはならない。主は、み名をみだりに唱えるものを、罰しないでは置かないであろう。

4．安息日を覚えて、これを聖とせよ。六日のあいだ働いてあなたのすべてのわざをせよ。七日目はあなたの神、主の安息であるから、なんのわざをもしてはならない。あなたもあなたのむすこ、娘、しもべ、はしため、家畜、またあなたの門のうちにいる他国の人もそうである。主は、六日のうちに、天と地と海と、その中のすべてのものを造って、七日目に休まれたからである。それで主は安息日を祝福されて聖とされた。

5．あなたの父と母とを敬え。これは、あなたの神、主が賜わる地で、あなたが長く生きるためである。

6．あなたは殺してはならない。

7．あなたは姦淫してはならない。

8．あなたは盗んではならない。

9．あなたは隣人について、偽証してはならない。

10．あなたは隣人の家をむさぼってはならない。隣人の妻、しもべ、はしため、牛、ろば、またすべて隣人のものをむさぼってはならない。

（『聖書』[59] 出エジプト記20章および申命記5章）

２．十戒は我と汝（わたしとあなた）の対話である

１）人間の被造物性と自由との葛藤

　神が天地を創造した。人間は神によって造られた存在である。被造物である。人間は神の像（かたち）に創造された。他の被造物とは区別され、人間だけが神と近い関係に造られた。神が父と子と聖霊の関係があるように、夫婦、子どもが愛によって成立する共同体の関係であるように創造された。人間は愛し合う存在として創造された。

　人間には選択の自由が与えられた。「永久に生きることのできる命の木の実」を食べるか、「食べると死ぬ善悪を知る木の実」を食べるか、どちらかを選択することが人間に任せられた。その結果、人間は、善悪

10章 道徳教育と教育方法

を知る方を選択した。その時から人間は善悪を知るものとなり、自由意志を持つものとなった。神は、人間から命の木を取り除いた。そして人間は死ぬものとなった（創世記2、3章）。

　完全な自由は無限な絶対者にのみ可能である。被造物である人間には、完全な自由は不可能である。人間に与えられた自由とは、自由を抑える自由でなければならなかった。自己を限定する自由であった。やがて人間は、被造物性を否定することが始まった。つまり、人間は無限な絶対者（創造者）のようになろうとした。人間が神のようになろうとした。人間の被造物性と完全な自由の間には両立し得ない矛盾がある。人間に与えられた自由は、従う自由であった。人間が被造物性から解放される自由ではなかった。

［二種類の自由］

～への自由、従う自由 （限定された自由）	～からの自由、解放される自由 （完全な自由）
liberty	freedom
選択の自由	解放された自由
出版、言論、行動の自由	出版、言論、行動の自由

frank	率直な
free	自由の。無料で。自由にする。解放する

　被造物としての人間に求められるのは、創造者から解放される自由ではない。創造者のようになろうという自由でもない。意志がなく、自分の考えもなく、言われるままに従う人間でもない。民主主義社会でも、法に服従することは要求されている。納得した上で、創造者に従う自律した人間である。創造者（神）は、人間と親しく交わることを目的にして人間を造った。愛は強制されない。自由である時に愛は成立する。創造者である神は愛の交わりを意図して人間を造った。

　創造者から解放されようとすること、創造者のように無限な絶対者にな

105

ろうとすることは罪と呼ばれる。しかし、善悪を知ることを選択し、死ぬものとなった人間に、救済の計画が実行された。十戒の契約である。十戒は人間との関係を回復しようと「あなたは…。汝よ…」と呼びかける神（創造者）と、それに応える人間との関係を示している。

2）律 法（被造物性の自覚）

ヘブライ語ではトーラーという。モーセの五書を指す。十戒を律法という場合もある。律法には二つの目的がある。一つは、律法によって人間が、被造物性を自覚することである。創世記にも十戒にも、人間は創造者（神）によって造られたものであることが記されている。神は、人間が被造物性を自覚することによって、良い行動をとるように求めている。神はモーセを通してイスラエルの民が子孫代々に亘ってこの律法を教えることを命じている。

イスラエルの律法は、一部の宗教家や政治指導者だけのものではなかった。国民の全てが律法を知っていることを要求された。律法を暗誦し内容をよく理解してよい国民になるような教育が行なわれた。

3）個 人（我と汝の対話）

律法の二つ目の目的は、我と汝の対話である。「あなたは……」と、神が直接人間に語りかけている。ここに、神と人間の対話が意図されている。創造者である神は、「あなたは…」と呼びかけている。人間はこの呼びかけに応答しなければならない。律法は、理解して、記憶しておくだけでなく、行動として実行することが求められている。十戒は宗教的義務だけではなく、隣人に対しての道徳的行為でもあった。

イスラエルの宗教は民族宗教または国家宗教と考えられている。しかし、

column

　この教育学では冷静に自分を考えることを意図している。自分がわかるようになると、患者を理解できるようになる。自分をさらけだす（自己開示する）ことで自分を好きになる。欠点も嫌いな部分も自分という個性の一部であると受け容れると、自信が付き、自分の良さに気が付くようになる。

10章 道徳教育と教育方法

個人が全体の中に埋没したような全体主義的国家観ではない。モーセの時代（B.C. 1500 年頃）において既に、イスラエルの神は、民族全体に関わる神でありながら、他方、個人に対して「汝よ」と第二人称単数形で語りかけ、個人から応答を求める神であった。

「あなたは…」と語りかける神は、人格を備えていた。20 世紀になって、人間はより明確に個人であることが要求された。ブーバー Martin Buber（1878 ～ 1965）は次のように語っている。

> この（神の）言葉を語り、この言葉が語りかけられる者が、正しい意味において「人格」である。……その言葉は人間に対して人格から人格へと語りかけられる。神が人間に語り得るためには人格とならねばならない。しかし人間に語り得るためには、神は人間をまた真の人格としなければならない。この人間の人格はこの言葉を聞くだけではなく、応答し、嘆き、訴え、さばきのことで神と論じ争い、神の前にうなだれ、また祈るのである。すべてのイスラエルの預言者の中でエレミヤだけがこのような大胆なまた信仰深い対話を神と交わしたのであって、それは絶対的に上位の者と絶対的に下位の者とがする対話であり、その場において人間は人格となるのである。 （『預言者の信仰』[60]）

> 「主は言われる、見よ、わたしがイスラエルの家とユダの家とに新しい契約を立てる日が来る。この契約はわたしが彼らの先祖をその手にとってエジプトの地から導き出した日に立てたようなものではない。わたしは彼らの夫であったのだが、彼らはそのわたしの契約を破ったと主は言われる。しかし、それらの日の後にわたしがイスラエルの家に立てる契約はこれである。すなわちわたしは、わたしの律法を彼らのうちに置き、その心に記す。わたしは彼らの神となり、彼らはわたしの民となると主は言われる」。 （エレミヤ書 31 章 31 節）

客観的な法文ではなく、個人の心に記される律法とは、良心の声としての道徳律を意味している。道徳律は個人の良心を究極の拠り所として決断させ行動させる。

人間を創造した神は、救済する神であり、聖化し、また再創造する神である。「あなたは盗んではならない」と、人格から人格へ語られる時、その言葉は、心に記される。そして、美しい愛の行為となってあらわれる。

107

同じように、私たちの心から出た「あなたは盗んではならない」という言葉は、子ども達の心に記される。教育は、心から出た言葉が心へと伝わるものである。

道徳を教える方法は、対話にある。まず教える者が絶対者と対話する。次に自分自身が自己と対話する。そうするならば、他者と対話することが可能となるだろう。

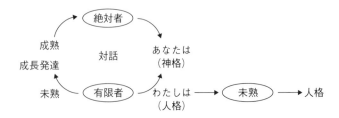

レポート課題

＊ 「盗みは悪い」をどのように「自分に教える。子どもに教える」かについての考察。

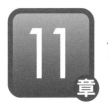

全人教育と教育方法
the wholeman education

　本章では全人教育の概略を学ぶ。そして、自分の中にある「個性的全人」を探す。全人教育のいう「普遍的全人」は抽象的な概念である。これに対し、個性的全人は現実的な存在である。どんな「人間の理想像」をモデルにするかを考えるのが本章の目的である。

1 全人教育と全人医療

　全人教育を唱えたのは、玉川大学の創設者小原國芳（1887～1977）である。全人教育が the wholeman education と英訳され、外国にも知れ渡っている。そして、教育界だけでなく、医療においても全人医療や全人看護として、全人が用いられるようになっている。

　全人医療や全人看護といった場合、人間を全体的に捉えようとするものである。一般的には、身体的、精神的（道徳的）、社会的に人間を考える。また、キリスト教看護の場合、この三つに霊的（神によって造られ、神の聖霊を宿す存在）を加えている。

　全人教育の場合は、普遍的価値（真・善・美・聖）と手段価値（健・経）に対応する知・情・意・聖など、すなわち知性的、情緒的、意志的、宗教的、健康的、社会的に人間を捉える。これらから考えられる全人教育は、科学教育、芸術教育、道徳教育、宗教教育、健康教育、社会教育である。

　全人教育と全人医療という言葉には、人間を捉える場合に、このような違いがある。したがって、全人医療や全人看護という言葉を使用する場合、まず初めに、言葉の定義をする必要がある。

2 全人教育論

小原國芳の著作には、『全人教育論』『教育の根本問題としての宗教教育』ほか、『母のための教育学』『小原國芳全集』（48巻）、『小原國芳選集』（6巻）などがある。本章では『母のための教育学』[61] を参照した。

1．全人という考え方は各時代にあった

イエスは「神が完全であるように、あなたがたも完全なものとなりなさい」（完全なもの＝完全な人＝全人）と教えた。ルターはhomo totus「全人」を要望した。ペスタロッチの教育は3H、すなわち人間のhead（頭）とheart（胸）とhand（手）の根本能力を調和して、発展させ、全体へと完成すること（全人）を目標とした。谷本富はこれにhealth（健康）を加えて、教育は4Hだと言った。小原國芳は、honor（名誉）、humor（明朗）、humanity（人道精神）、humbleness（謙譲の徳）を加えて、8Hの教育とも言っている。

コロンビア大学のバトラー総長は『教育の意味』の中で、人間の文化を、宗教、芸術、道徳、学問、産業の五つに分けて、この五つの文化を全て有する人をwholeman（全人）と言っている。フィヒテの、Kulturmensch文化人格も同じである。

しかし、全人教育でいう全人は、これよりもっと大きな調和的人格である。例えばアインシュタインは科学だけに優れていたのではなく、芸術をも愛する偉大な人格者であった。

　私たちはもっともっと大きな調和的人格＝全人を要求します。ギリシア語で、コスモスとは整美、調和、秩序という意味です。中国人は「宇宙」と訳しました。空間と時間です。宇宙すべてを美と見たギリシア人は、宇宙は秩序ある、調和のとれた、整うた美しいところと見たのです。秋の庭先きに、コスモスの花が美しく咲くように、かかる美しい人格を作り上げましょうや！
　大科学者アインシュタインがはじめて日本に来た時、下関につきました。時、あたかも歳末のクリスマスの頃でした。教会に招かれ、彼は高遠なる学説を乞われましたが、よき通訳者がいませんでした。仕方なしに、彼はヴァイオリンを借りて、ベートーヴェンの名曲を奏で、参会者に言いしれぬ感動を与えました。

小石川の植物園での歓送会の席上でもそうであったので日本の学者たちは驚かされました。　　　　　　　　　　　　　（『母のための教育学』p.87）

２．普遍価値と手段価値

　全人とはどんな人間内容かについて、小原國芳は文化価値体系によって説明している。人間は精神と肉体に分けることのできないものであるが、一応、精神と体に分ける。精神は、知・情・意からなっている。それぞれは真・善・美の価値を求める。精神作用を知・情・意の三つに分けたのはテーテンスである。知の文明が哲学や科学、情緒の文化が芸術や文学、意志の所産が道徳である。ここから、三つの教育が導かれる。科学教育、芸術教育、道徳教育である。

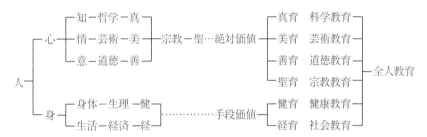

　我々の心意生活は、知・情・意の三つでは尽きない。その奥に宗教という文化が存在する。学問も芸術も道徳も、突き詰めていけば、いずれも超感覚的な神秘的なものに至り、全てが宗教的形式をとる。西田幾多郎は「学問、道徳の究極は宗教に入らねばならぬ」と言っている。宗教の求める価値は聖である。四つ目の教育は宗教教育である。

　聖という価値は真・善・美そのものである。我々はどうしても宗教の世界を認めざるを得ない。プラトンはその境地をイデア（理想）と言った。カントは当為（義務）と述べた。ヴィンデルバントは聖 das Heilige と言っている。だから「聖」は、真・善・美（普遍的価値）とは別のものではなくて、そのものである。

　他者の認識と行動の変容を期待するならば、相手の知性・感情・意志

のそれぞれに共感と共有の必要がある。また、その奥に存在する聖の領域にまで達する霊性(スピリチュアル)の境地が必要である(p.156 参照)。

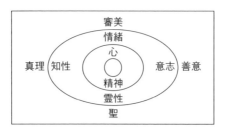

　真・善・美・聖の四つが普遍的な価値である。この他に手段価値の健康と経済がある。身体の教育は体育である。身体の理想は健康である。また、我々は生きる人間である以上、生活の手段を考えなければならない。経済、制度、交通、外交、法律、産業等の教育が必要である。富とも財とも考えたが、後に経とした。手段価値は、否定されるものではないが、目的になるものではない。普遍価値実現のための手段価値である。二つの手段価値から、健康教育と社会教育が考えられる。

　日本では、20世紀終わりから21世紀にかけ、政治家や役人の汚職事件、企業で働く人の横領事件、強盗事件が相次いでいる。手段価値を目的に生きる人が多くなった。明治・大正・昭和の時代に生きて、全人教育を提唱し実践した小原國芳の言葉は、今日も、警鐘として響いている。

　真・善・美・聖の四価値、これは人生の絶対思想であります。後者の健と経とは手段価値であります。いかに健康や経が必要だからといって、私たちが精神生活を最も有効に、最も永久に、最も確実に営むための手段にすぎませぬ。一切の経も、政治も、外交も、産業も、みな真実の精神生活を営むための手段なのです。といって、軽視するのではありませぬ。六つともが平等に大事なのです。かくても、プラトンではありませぬが、「哲人君臨せよ」、一国の大宰相も、工場主も、銀行家も、そして代議士も校長も、哲学者でありたいものです。魂の世界のわかる人でありたいものです。　　　(『母のための教育学』p.90 〜 91)

3．教育の理想
　人間は精神分野において哲学、道徳、芸術、宗教の四つの世界を展開

11章 全人教育と教育方法

する。教育の理想は、人間の中に真・善・美・聖の価値を創造すること
である。全人教育では真・善・美・聖・健・経の6分野があるが、ここ
では、美の教育の紹介にとどめる。

1）美の教育

内面の美しさについて、小原國芳は次のように書いている。

　服装：縫う、裁つ、織る、紡ぐということも必要なことでしょう。ことに母
の手ずからの手織木綿、しかも自ら縞柄を工夫し、染め、アゼ糸を通し、毎日織っ
て、身の丈を計って、たって、仕上げていただいた着物のありがたさ。つぎつ
ぎ新しい着物を作ってもらえるというあのなつかしい思い出を、母去ってちょ
うど七十八年目、今に忘れられませぬ。
　男の子についても、髪型やネクタイや、シャツやクツ下の色、問題は沢山あ
ります。すべてが人格の表現であり、「人」が表れます。お母さまがわかります。
「その人を見んとせば、その所持品を見よ」とすら申します。「清楚なる衣服は
清き紹介状なり」とはイギリスのことわざです。「ギラギラした着物を着る人は
呉服屋の広告人なり」とはスペインのことわざです。「最も飾らぬ人は最もよく
飾れる人なり」とは、さすがドイツの俚言です。……帽子も、着物も指輪も一
切が全人格を現します。……何が美かという人生観がないからです。……内か
らの人格の光、冴えた眼、バラ色の血色、生き生きとした皮膚、これこそホン
トのお化粧なのです。　　　　　　　　　　（『母のための教育学』p.230 ～ 232）

2）シラー（Friedrich von Schiller 1759 ～ 1805）の『美的教育』

　シラーの美的教育[62]もまた行為の美を追求する世界である。シラーは、
道に倒れている男に関わった5番目の男の直接的、無条件、見返りを求
めない行為が美的だと示唆している。この男の行為の背後には、知的・
精神的・道徳的・経済的に全人格的な余裕がある。

　一人の男が盗人たちに襲われて身ぐるみはがれ、厳寒のさなかに路上に投げ
だされていた。そこへ一人の旅人が通りかかったので、彼は自分の事情を訴え
て助けを求めた。旅人は心を動かされて言った、「それは気の毒だ。私の持ち物
は喜んで差しあげよう。あなたの様子は見るに忍びないからだ。しかしそれ以
上の助力を望まないでほしい。あそこに人々がやって来る。彼らにこの財布を
与えれば、あなたを助けてくれるだろう」──傷ついた男は言った、「ご厚意は
ありがたいが、人としての義務が要求するのであれば、人の苦悩を見ることも

113

忍ばねばならないはず。それをせずに、あなたが財布を取りだすことは、あなたの弱い感性ですこし耐えしのぶことにくらべると、半分の価値もないのですよ」

　この行為はどんなものだったのでしょうか。功利的でもなく、道徳的でもなく、寛大でもなく、美的なものでもありません。それは感情が動かされただけの情動からの親切に過ぎません。

　二番目の旅人が現れたので、傷ついた男はふたたび助けを求める。二番目の旅人は、金は惜しいけれども人間の義務は果そうと思って言う、「あなたのために手間どると私は一グルデンの損をする。私が損をする一グルデンのお金を私にくれるなら、あなたを背負ってここから一時間ほど離れた僧院に運んであげよう」——男は答える、「賢いやり方ですが、あなたの親切はあまりほめたものではない。あそこに馬に乗った人が来るけれども、彼はあなたが一グルデンで売ってくれる助けを、無償でやってくれるに違いない」

　さて、この行為はどうだったのでしょうか。善意でもなければ、義務でもなく、寛大でもなければ、美的なものでもなく、ただ功利的なものだったのです。

　三番目の旅人が傷ついた男の傍に立ちどまって、彼が災難の話を繰りかえすのを聞く。男が話し終わると、旅人は考えこんで自分の内心と闘いながら立っていたが、最後にいう、「病弱な私の身体を護ってくれているたった一つのこのマントを手放すのはつらい。また私は疲れ切っているから、私の馬を譲るのもつらい。しかし義務感があなたを助けることを命じるので、私の馬に乗って私のマントを着なさい。あなたを助けてくれる所まで連れていってあげよう」——傷ついた男は答える、「あなたは立派な方だ。あなたの誠意には感謝するが、しかしあなた自身が困っているのだから、私のために苦労はかけられない。あそこに元気そうな二人の男がやってくるのが見えるが、あなたにはつらい手助けでも、彼らならやってくれるだろう」

　この行為は純粋に道徳的ではあったけれども（それ以上のものではありませんでした）。この行為は、理性の法則にたいする尊敬の念から生まれたものだったけれども、感性の利害に反したものだったからです。

column

　教育学は、自分はどうすべきか、どう生きればいいかを示している。そして成長させてくれる。毎回のレポート提出は学生にとって教育学である。またレポートの添削指導は講師にとっても、教育学である。教育とは自分にないものを取り入れることでもある。

11章　全人教育と教育方法

さてその二人の男が傷ついた男に近づいて、彼の災難のことを尋ねはじめた。男が口を開くやいなや二人の男は驚いて叫ぶ。「こいつだ、われわれの探していた男は」。男も彼らに気づいてびっくりする。この男は彼らの不倶戴天の敵で、彼らを不幸に陥れた張本人であり、殺して復讐してやろうとその跡を追って来た相手であることが分かる。そこで傷ついた男は言う、「さあ、君たちの憎しみと復讐の念を存分に満足させるがいい。私が君たちから当てにできるのは死であって、助けではない」——彼らの一人が答える、「いや、われわれがどんな人間であり、おまえがどんな人間であるかが分かるように、この服を受けとって着るがいい。われわれはおまえを両脇から抱きかかえて、おまえを助けてくれる所まで連れていってやろう」——傷ついた男はいたく感動していう、「寛大な友よ、私は恥ずかしい。君は私の憎しみを消してしまった。さあ、私を抱いて、私を心から許して、君の善行を完うしてくれ」——もう一人の男がそれに冷やかに答える、「いいかげんにしろ。私がおまえを助けるのは、おまえを許すからではなく、おまえが惨めだからだ」——不幸な男は、服を投げかえしながら叫ぶ、「それならこの服は戻す。私はどうなってもよい。高慢な敵に救ってもらうよりは、惨めに死んだ方がましだ」

男が立ちあがって立ち去ろうとした時に、重い荷を背負った五番目の旅人が近づいてきた。傷ついた男は考える、「私はもう何度も欺かれた。あの旅人も私を助けてくれる様子はない。そ知らぬ顔でやり過ごそう」。ところが旅人は彼を見るやいなや、自分の荷物をおろして自発的に言いだす、「あなたは怪我をして弱っている様ですね。隣村はまだ遠いから、そこに到着するまでに出血して死んでしまいますよ。私の背につかまりなさい。ひとふんばりして私はあなたを運んでいきましょう」。「でも、この人通りの多い国道に置いていかねばならないあなたの荷物は、どうなるのですか」—旅人は言う、「それは分かりません。でもどうでもよいことです。私が知っているのは、あなたが助けを必要としていて、私があなたを助けねばならないことだけですよ」。

4．過去の偉人らが発見した教訓

「人々よ、人間らしくあれ、それがあなた方の第一の義務である」（ルソー）
「教育の秘訣は子供を尊敬するにあり、子供の味方となれ、
　　子供の美点の愛者たれ、ゆめその欠点の看破者たるなかれ」（エマーソン）
「愛は愛することによって、信仰は信仰することによって、
　　思考は思考することによって、学問は研究することによって培わる」
　　　　　　　　　　　　　　　　　　　　　　　　　（ペスタロッチ）
「汝等、われより哲学を学ぶべきにあらず、哲学することを学べ」（カント）

115

「何ゆえに、人を教えて己を教えぬか」（聖書）
「神なき知育は、知恵ある悪魔を作ることなり」（ガリレオ）
「生涯学べ」（玉川学園のモットー）
「罪はにくむべきものである。されど、悔い改めたる罪ほど、
　世に美しきものはなし」（オスカー・ワイルド）
「善人なおもて往生をとぐ。いわんや悪人をや」（親鸞『歎異抄』）
「ピラミッドの土台たれ」
「人生の最も苦しい、いやな、辛い、そんな場面を
　真っ先に微笑みを以って担当せよ」（玉川学園のモットー）
（『母のための教育学』　小原國芳　玉川大学出版部　1982）

3 自分の中の個性的全人

　我々は教育を受けてきているので、大なり小なり個性的全人が存在する。科学教育によって、科学の知識や考え方がある。道徳教育で道徳を知っているし、行なっている。芸術教育を受けているから、美術も、音楽もわかる。楽しむこともできる。宗教もある程度は知識がある。健康の知識もある。経済の知識もある。それでは、「全人教育論」を学んで、個性的全人をさらに大きく広げよう。この章で学んだ新しい普遍価値で、もう一度自分を見つめてみよう。学生の書いたレポートの一部を紹介する。

- 知識があり、温かい心で、技術がある人だと思う。
- 感情や情緒で仕事をしない。
- 理想に向かって努力し続ける人間である。
- 内面からの美人が目標である。
- 他人にやさしく、自分に厳しく。
- 人から愛される。そして人を思いやる。
- 自分を好きにならないで、誰が好きになってくれる。
- 人をまとめる力がある。ユーモアもある。人の悪口を言わない。
- 努力は陰で、人の知らないところで。
- 理想と現実の緊張関係の中で生きる人。
- キラリとしたものをもっている人。

11章 全人教育と教育方法

4 全人教育における宗教

　日本には、宗教が八百万の神と言われるほどに多くある。このことから、日本人は宗教心がある民族であると言える。しかし「イワシの頭も信心から」と日本人は信仰の対象そのものをほとんど考えず、盲目的に信心する傾向がある。1990年代になって、宗教団体が霊感商法や殺人事件を起こした。マインドコントロールによって信者から布施をだましとる事件が明るみに出た。したがって、我々は、多種多様の宗教に対して批判的にその内容を知っておく必要がある。

1．宗教を批判的に研究する

　全ての宗教を批判する必要がある。マインドコントロールされないためである。聖書には「すべてのものを識別してよいものを守り……なさい」とある。我々には識別して悪いものを断る勇気が必要である。宗教のために人間があるのではなく、人間の益のために宗教があるのである。プロテスタントprotestantの語源は、反抗、抗議する者である。宗教は主観的なものであるから、間違いが存在する。合理的に納得できない者たちは抗議する。厳しい批判に耐えることができる宗教は少ない。しかし、批判に耐えることができる宗教こそ本物の宗教である。

　被害にあった人が後でつぶやく言葉がある。「まさか、私がだまされるとは思わなかった」「あんなにいい人だったのに」。だます人は親切である。やさしい言葉をかける。だから、批判的に考える能力がない人がだまされる。

　また、V・ヘンダーソン（1897～1996）が書いた『看護の基本となるもの』[63] の「基本的看護の構成要素」の11番目には、「患者が自分の宗教にもとづいた生活ができ、自分の善悪の概念にしたがえるように援助する」とある。宗教について、概略だけでも知らなければ、患者理解は不可能である。

　ただし、公的な場所と立場では、信じている人に対して個人的に宗教を批判することは極力避ける必要がある。その人にとって、存在そのも

のを全否定されることになるので、否定せずに受け止める態勢が求められる。

２．全人教育における宗教

全人教育には宗教の価値、聖が含まれる。全人教育に適した宗教について、小原國芳は『宗教教育論』[64] で、次の 10 の要素を含むものを要求している。

1. 歓喜の宗教、悩みを救い得る宗教
2. 道徳的要素を具備すること
3. 人類的事項と調和し得る宗教、即ち個人的社会的要素を肯定し、現実生活を否定せざること
4. 精神的内観的要素を欠かざること
5. 向上、発展、活動的、積極的なること
6. 全的生活、全人を包容するもの
7. 進歩せる価値観念と矛盾せざること
8. 包容的寛容の態度ありて範囲大なること
9. その教祖は、確実に宗教を生活せし人なること
10. 宗教学的要求を満たし得る宗教

小原國芳は、既成の宗教は相矛盾するものばかりで、それらを混合しても、良い宗教はでてこない。だから、自己の宗派を尊重するのと同じように、他宗教を尊重する必要があると主張している。小原國芳はプロテスタントであった。この立場で宗教教育を論じている。自己を主張する者は他者を否定する傾向がある。ここに宗教対立の原因の一つがある。自己を主張しつつ他者を尊重することを寛容と言う。自宗教を主張しつつ、他宗教を尊重するという小原先生の宗教教育論は、21 世紀の宗教対立の時代に先駆的な教育思想として輝いている。

３．社会問題を引き起こした宗教

本書には、宗教の概略を説明する紙幅の余裕がない。宗教を理解することは人間と世界を理解する参考になるので個人研究をお勧めする。ここでは社会問題を起こしている宗教団体を三つ紹介しておく。

118

11章　全人教育と教育方法

１）平和統一家庭連合（旧世界基督教神霊統一協会）2015年に改称

1954年文鮮明（韓国人1920〜2012）が創設した。彼は「自分がキリストの再来である」として教祖になった。「血分け」によって人は救われるとして、教祖と信者、信者と信者が「性交」の儀式を行なって信者を獲得した。それが社会的に非難されると、次に自分の精液を使った。集団結婚式で自分の精液を薄めたものを振りまいている。それを入れた飴玉も配っているという。彼らには「目的が正しければ手段は正当化する」という考えがある。神のために捧げるのだから、だまし取ることは正しいと考えている。大理石の壺を数百万円で売りつけた。「何もしなければ一般の人は、神のものを自分のためにだけ使って、神から盗んでいる。その人から神に返すのを手伝うのだから、だまし取るのは悪いことではない。むしろ、良いこと、親切な行ないをしているのである」と言っている。「盗みは悪」の基準がない。彼らの布教は原理運動と称する。研修によって別人のようになってしまい、若者が家庭に帰らないことが続出し、1962年頃から社会問題化した。

２）ものみの塔（エホバの証人）

1611年にイギリス国王ジェームズ１世は50数人の学者に命じて聖書を英語に訳させた。これが欽定訳（Authorized Version）聖書である。神の名であるヘブライ語の神聖四文字は、エホバと訳された。今日のヘブライ語文法では、ヤーウェと発音するのが正しい。ものみの塔は、アメリカ人チャールス・ラッセルが1884年に創設した。彼らは、このエホバという神を信仰している。

エホバの証人のある信者は悪性の肝臓血管腫の手術目的でT大学医科学研究所附属病院に入院した。医師に輸血拒否の意思を伝え、免責証書を渡した。この患者は輸血されないと信じて手術を受けたが、医師は手術中に輸血を行なった。1993年、患者は「輸血をしない」という約束に反して輸血されたとして、東京地方裁判所に損害賠償を求めて訴えた。東京地裁は1997年３月12日、「救命義務に反する合意は公序良俗に反していて無効であり、輸血の可能性を明言しなくても違法ではない」と

して患者の請求を斥けた。患者は同年8月に死亡した。

裁判は家族が引き継いだ。1998年2月9日、東京高等裁判所は、「医師側の説明義務違反によって、患者が自己決定権を行使する機会を奪われた」として、55万円の損害賠償を命じた。

最高裁判所は2000年2月29日「医療の主体として無輸血治療を選択した患者の自己決定権を侵害した上に、患者に事前説明をせずに術中に輸血をしてしまった医師は患者の人格権を侵害した」「輸血するとの方針を採っていることを説明して、……手術を受けるか否かを患者自身の意思決定にゆだねるべきであったと解するのが妥当である」として医師の上告を棄却した。これによって高等裁判所の判決が確定した（『判例時報』[65]）。

社会問題となった日本での輸血拒否事件の裁判で、医療従事者は患者の意思を尊重する義務があることが最高裁判所の判決で確定した。

3）オウム真理教

オウム真理教では、「人を殺すことによって人を救うことができる。よって人を殺すことは正しい」という思想があった。彼らは目的が正しいとして手段を正当化していた。彼らには「殺人は正しくない」という基準がなかった。1995年、彼らは東京の地下鉄でサリン事件を起こした。市民27人が死亡した。彼らは悪いとは思っていなかった。裁判が開始され、2004年には第一審で、8人の有期懲役刑が確定した。12人が死刑の判決を受けた。2017年までに最高裁判所で13人の死刑が確定し、2018年に死刑が執行された。

column

　宗教に入ると、自分だけが正しくて、他は全て正しくないという自己の絶対化、神格化が起こりやすい。

　自己を主張しつつ、他者を尊重する考え方を、反対の合一や、止揚という。このような考え方ができた時に人格が円熟したという。

全ての宗教は主観的で、自己中心的である。自宗教を絶対視して他者を排斥する。宗教には、神仏に対する義務（儀式）と、人間に対する義務（道徳）の規律がある。この道徳は、一般に普遍的なものが多い。しかし、儀式は主観的なものが多い。社会問題を引き起こしている宗教団体の例は、その典型と言える。
　「カルト」という言葉がある。これはラテン語のカルトス（崇拝）が語源である。儀式、崇拝、流行、熱狂、偽宗教、新興宗教などを意味する。我々には、マインドコントロールされないために良いものを識別する知恵が求められる。この知恵は全人教育論にある。
　あの人のあの行為を見習いたい。この人のこの行動を模範としたい。あの人のあの行動は止めておこう。この人のこの行為は見習うべきではない。このようにして我々は、無意識のうちに、良い手本に学び悪い見本を避けて人格を陶冶してきた。
　全人医療を提供するためには、医療従事者自身が全人の価値を人格に実現している必要がある。真・善・美・聖、健・経のそれぞれの価値を実現して、個性的全人の人格を陶冶したなら、全人看護を提供する道が開かれるだろう。

レポート課題

＊　理想の人間像の考察。

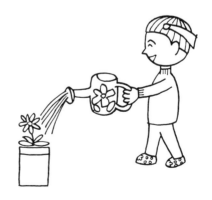

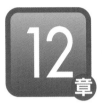

12章 全人教育における労作教育

　全人教育では労作教育の方法を取り入れている。この章では「労作教育」について研究する。そして、自分の学びを労作的にする方法について考察する。「労作」は単なる労働作業という意味ではない。「労」とは苦労の労であり、努力し忍耐する意味の「労」である。「作」とは自らが設定した目的に向かって、創作し創造し、形成する意味の「作」である。労作はある目的のために自主的に苦労し創作する活動である。また、労作は他を助け奉仕する人格の陶冶を目的としている。

1 労作教育の目的は全人格の教育

　Arbeit という語は一般に、労働や作業、労作と訳される。「労働」は広義の概念と狭義の概念に考えられる。広義においては、労働とは、生産や利益のために、人間が心や体を使うことである。労働には報酬と苦役と作業が伴う。狭義においては、この概念が特に教育活動の領域に向けられた時、教育学上の慣例では「労作」という。この場合、賃金としての報酬はない。労作の目的は、知・情・意・聖・健・経の価値の調和した全人格の教育である。労作教育の報酬は、明晰な頭脳、温かな心、正しい意志、畏敬の念を兼ね備えた人格の形成である。

　労作は目的意識を持った自主的な活動である。講義を聴き、ノートを作り、レポートを書くと知識が創られる。歌うと心が綺麗になる。掃除をすると綺麗なトイレが創作される。リーダーになって働くとみんなに楽しい心ができる。個人が主体的に活動すると人格が陶冶される。自覚的な目的活動によって労作教育が実践される。生徒には、週番や日直の役割がある。

12章 全人教育における労作教育

テストや課題について情報を得た人は、それをクラスメイトに知らせて情報を共有する。

一方、引き写しのレポート、誰かに書いてもらったレポート、罰として課せられた反省文の執筆、嫌々ながらの掃除、個人の自主性、主体性や目的意識のない活動などは労作にはなり得ない。単なる苦役である。また、自分だけの利益を目的とした活動も労作教育とならない。労作教育の目的は、自律的・道徳的な人格の陶冶である。

労作は、F・ナイチンゲール（1820 ～ 1910）の「環境を整える看護」と深い関係がある。京都のある看護学校では、庭の草木の手入れがある。ある学生は「庭のアジサイの草引きをした時には、その意味を考えていなかった。しかし、実習で患者さんの散歩を援助した時に、"このアジサイの色が変化していく様子を楽しみにしているのよ"という患者さんの言葉で、アジサイの世話をした環境整備の意味と価値に改めて気付いた」と書いた。ジョン・デューイは「為すことによって学ぶ」と言った。学生は、体験学習を通して、環境を整える意味と価値を学習する。

2 労作教育の思想

労作教育 Arbeitserziehung は全人教育の中で生まれた新しい教育方法ではない。その思想は、スイスの教育者ペスタロッチ（1746 ～ 1827）の思想にみられる。また、ドイツの教育学者ケルシェンシュタイナー（1854 ～ 1932）が『労作学校の概念』[66] で明らかにしている。アメリカのジョン・デューイ（1859 ～ 1952）にもみられる。日本では小原國芳（1887 ～ 1977）が玉川学園の全人教育の中で実践している。

1．ペスタロッチの労作思想

ペスタロッチの労作の目的は陶冶（才能や人格を育てる）である。

農家の少年が毎日父について畑に行き、できるだけ父の日常の仕事を手伝い、そして家や中庭で、労作や遊戯において仲間たちが日常行っていることに参加するならば、まさしくそのことによって少年は陶冶される。しかもその陶冶は、非常に教養ある農家の少年として、非常に理解力のある農家の少年として、ま

た非常に有用で勤勉な農家の少年として、家や中庭で森や畑で頭角を現すために彼が必要とするものなのである。

（『ペスタロッチ全集ザイファルト版、9巻、236頁 『労作学校の概念』86頁』）

　人間とは何かという問題は彼の晩年の著作『白鳥の歌』（1826年刊行）に書いてある。人間の固有の本質、すなわち人間性とは、地上の人間以外のあらゆる被造物から自己を区別する素質と能力にある。この素質と能力とは、精神力 geisteskraft・心情力 herzenskraft・技術力 kunstkraft である。精神的、知的能力をあらわすのは頭 head、道徳・宗教的能力をあらわすのは心 heart、身体的・技能的能力をあらわすのは手 hand である。人間はこれら三つの根本能力を有している。そして教育の目的は、これらの諸能力を発展させ、人間を一つの全体へと完成することである。後世の人々がこの英語の頭文字から３Ｈの理念と言った。これは「基礎陶治の理念」である。基礎陶治の理念とは、人間の心情、人間の精神、および人間の技術力と素質とを合自然に発展し形成する理念のことである。これには労作的な思想があらわれている。

（『西洋の教育思想』7[67]「白鳥の歌」）

２．ケルシェンシュタイナーの労作思想

　『労作学校の概念』（1928年第6版）から彼の労作思想がうかがえる。

- 労作では、いかに学ばれるかが大切である

　　何が学ばれるよりも、いかに学ばれるべきかが大切であり、自分自身で掴んだことを証明し、表現することは、単に知ることよりも、より以上に大切である（p.21）。

- 労作では、陶治が行われる

　　学校は、社会的心情を養うべき場所であるばかりでなく、単なる学習学校であってはならず、陶治学校でなくてはならぬ。役に立つ公民は、諸価値によって形成された人格である（p.44）。

- 労作では、他人を助け奉仕する

　　児童は、労作することによって、自己を順応させ、他人を助けるこ

124

12章 全人教育における労作教育

とを学び、奉仕的となり、弱い者を教化するようになるべきである
(p.46)。

• 労作では、明確な目的への意志が成長する

目標や目的のない子供の純粋な遊戯への衝動から、いまや明確な目
標および目的をともなう規則的な遊戯への意志、あるいは目的の設定
をともなう営みへの意志が、そして最後に一方スポーツへの意志、他
方労作への意志があらゆる緊張と克己の特徴をともなって成長するの
である (p.115)。

• 生徒に他者中心的な興味を体験させる

労作教授の究極的目標は、われわれが、思想的なものを自分で新し
く生産することでも、おそらく経済的価値をもつ手による労作作品を
仕上げさせることもなく、また知識を「獲得」させることでもなくし
て、生徒の労作の自己活動のなかで彼らの自己忠実性、彼らの即事態
性 (編者注：自己中心的ではなく、他者中心的な興味) がいかに大き
かったかを、生徒に自己吟味のなかで体験させることである (p.121)。

【教師論】

教師たる者は、生徒の心的、精神的の成長のためにつくすことに無上の
幸せを見出し得る人であるべきである。日毎、年毎の苦楽に対して活力を
失うことのないだけの青春をもちつづける人、人類における無時間的の諸
価値の勝利を信じきっている人、若い人たちに教授しつつも、教授するの
みでなくて、量りがたい本質的の力によって、かれらとの協同生活の一
瞬々々にかれらを率いて行くことのできる人——このような教師でありた
いものである (p.37)。

(『労作学校の概念』 ケルシェンシュタイナー 玉川大学出版部 1978)

3．ジョン・デューイの教育思想

デューイの教育理念は「為すことによって学ぶ (learning by doing)」
という言葉で有名である。知識の暗記が重視されていた古い教育に対し

て、「行動する・経験する（doing)」重要性を指摘した彼の考え方には労作の思想と共通したものがある。

　デューイは、子ども達が構成し、創造し、そして能動的・活動的に探求するために学校の教室における作業場・実験室・材料・道具等の復権を主張する。そして、教育方法の画一主義を撤廃し、一人ひとりの子どもの個性を尊重し、子ども達の諸々の活動を捉え、この活動に指導を与えるという新教育の理念を説いている。

　「旧教育は、重力の中心が子供の外にあるということで要約できる。その中心は、教師・教科書、その他諸君の望むどこであれ、子供自身の直接の本能と活動以外のところにある。……学校は子供が生活する場所ではない。今やわれわれの教育に到来しつつある変革は、重力の中心の移動である。それはコペルニクスによって天体の中心が地球から太陽に移されたときと同様の変革であり、革命である。この事例では、子供が太陽となり、その周囲を教育の諸装置が回転する。子供が中心で、この中心のまわりに諸装置が組織されるのである」。
（『学校と社会・経験と教育』[68]　ジョン・デューイ　人間の科学新社　2000)

４．小原國芳の労作思想

　小原國芳（1887 ～ 1977）の労作思想は『玉川塾の教育』に書かれている。その特徴は反対の合一、調和統一、止揚である。

１）反対の合一

「全人教育と言いますと、一人の生徒に、何でも彼でもやらせること、所謂八人芸の出来る人間を造り上げることのように思っておるようですが、決して混合や、寄木細工ではなくて、一つのものに調和統一された、前のものであってしかも新たなものに止揚 aufheben されたものでなければならぬと思います。ですから、絶えず正反合の向上路を精進させることでなければなりませぬ。そこに労作教育の大きな意味の一つがありはせぬでしょうか。殊に霊肉の一致という点に至って、私は労作教育を大いに主張いたします。

　物質と精神、天と地、汗と美、コヤシ汲みとピアノ、ソロバンとお経、お金とイデア、機械と理想、土地と哲学、貧しきと富めると……それらの一丸こそ、真の全人教養の極致ではないでしょうか。教員もお役人もお百姓も、銀行屋も職工も……ピアノが弾けて、芝居が出来て、お経を繕いて、文学が話せて、絵がかけて……ほしいのです。そして坊さんも、学者も、先生も、大臣も、ピア

126

ニストも、文学者も……薪が割れて、便所の掃除が出来て、土が掘れて、運転が出来て欲しいのです」。　（『小原國芳全集』11[69]「玉川塾の教育」p.252 ～ 253）

2）全人は努力を続ける人間

　この情の論理は特に少年たちの胸に訴える力をもっている。学園の若い卒業生は、その思い出を次のように綴っている。「求めよ、さらば与えられん。尋ねよ、さらば見出されん。門を叩け、さらば開かれん」この教えを徹底的に信じられたのが先生である。一口に言えば、与えられるまで、求め、見出すまで尋ね、開かれるまで門を叩いたのが先生の生涯である。別の言い方をすれば、与えられるほど求め方が強く、見出すほど尋ね方が強く、開かれるほど、門の叩き方が強かったのが先生である。

　しかも先生に於ては、一つのものが与えられると、直ちに、新たに求めるものが次に待っていた。それがまた与えられるや、むさぼる如く次の求めを与えられるまで求めた。要するに無限の要求が、まさしく雲の如く先生の行手に湧いていた……。

　必然、先生の一日の生活は、戦いであった。オコリッポさも、気むずかしさも、ベラボウな忙しさも、無道楽も、それに伴う当然の付随物であった。相手を倒す戦いではなくして、自身の要求を戦い取るか、取らぬかの血みどろの戦闘であった。

　そういう先生は、従って「僕たちが求める」ことを求められた。僕らの要求が大きければ大きいほど喜ばれた。しかし、それは徹底したものであった。先生を大夢想家というのは正しい。しかし、これがただの漠然たる空想に止まる夢想家の意味ならば、そういう意味で違う。また誤解ないように蛇足を加えれば、先生の最も大きな要求は、今迄に与えられたことはなかった。それを与えられるべく、日々一歩一歩努めていられるのが現在の先生である。全く与えられることはこの世にはない。完成人は存在しない。全人とはかくの如き努力をする人間をいうのでなければならない。　　　　　　　　　　　（『玉川のおやじ』[70]）

---

column

　筆者が学んだ玉川大学には、通信教育の夏のスクーリングで労作の時間があった。暑いさなか、筆者は農家の出身だから植木鋏で芝刈りをした。そして他の学生に鋏の使い方を教えた。植木鋏を一度も使ったことがない人には「百聞は一労作に過ぎず」であった。

3 教育方法としての労作教育

　教育方法として、問答法、直観法、問題解決法が用いられてきた。これらは欠点を内在している。労作的教育方法は、これらの欠点を補う方法である。

①問答法は、教師が言葉を用いて問いをして生徒が言葉で答えることによって、知識を記憶に刻み込もうとする方法である。これは、生徒の理解の程度や発達段階への配慮が不足し、知識に偏るという欠点があった。

②直観法は、生徒が、実物、写真、絵画などを直接観察し、感覚を働かせる教育方法である。この方法は、知性・知識への偏りを是正する。しかし、教師から一方的に教える方法なので、学習者の自律性が少ないという欠点がある。

③問題解決法は、生徒が、自律的に問題を分析し、企画して実践し、問題を解決し、総合的に評価する教育方法である。体験学習によって、知識への偏りと自律性の欠如が補われる。ただし、人格の陶冶という目的が明確ではない。

④労作的方法は、生徒が目標を設定し創作し活動することによって、人格の陶冶を達成する教育方法である。労作的方法は、前三者の欠点を克服する。

　問答法、直観法、問題解決法は教育方法として有効である。労作的教育方法は、前三者を含んでいる。そして、それらにある欠点を克服する。学ぶ者の主体性を尊重し何かを創りだすという教育方法は、看護師——患者、教師——生徒、親——子など、教育的人間関係の中で用いることができる。

　労作的方法は、学習者の一人ひとりの個性に合わせて指導する。ただし、教える者が労作的教育方法を実践するためには、教える者自らが、労作教育の実践者である必要がある。そのためには、深い教育愛に満ちている必要がある。

　玉川大学通信教育のテキスト（『教育原理第一部Ⅲ・Ⅳ』鯵坂二夫著）

12章 全人教育における労作教育

のレポート課題は「あなたの学習を労作的にする方法を考察しなさい」だった。筆者は働きながら学んでいたから、「週毎にスケジュール表を作り、帰宅後の自習時間を週30時間確保する。1カ月に2単位、年間24単位のレポートを提出する。6年で144単位を履修して卒業する」という目標を作って実践していると書いた。当時は電子辞書もワープロもなかった。漢和辞典で漢字の読みを調べ、国語辞典を使って誤字を少なくした。全て、原稿用紙に万年筆を使って手書きで書いた。評価はAで、(鯵坂二夫先生の)温かい励ましの言葉が添えてあった。

本章のレポート課題も同じである。ところが、次のように目標のない学習をしてきた学生がいる。「高校まで、勉強はやらされていると思っていた」「大学を卒業したが、勉強はさせられるものだった」「卒論を書いたが、あれは自分が書きたいテーマではなかった」。この原因は、知育偏重や暗記中心の学習が考えられる。次のように成長した学生もいる。「この学校に来て初めて自分から学びたいと思った」「目的意識を持つようになった」「学ぶことに喜びを感じる」「授業や試験、国家試験に合格する目標を超えて、患者に良い看護を提供するという大きな目標を持つようになった」。これは、問題解決学習や労作的教育方法を体験して、主体的な学びの魅力を悟ったからだと考えられる。

レポート課題

* 学びを労作的にする方法の考察。

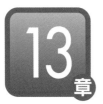

13章 入院した子どもの教育
——病院内保育・学級——

　人間は教育によって人間となる存在であるから、学習が困難な子ども達にも、病気と向き合いながら生きている子ども達にも、死んでいく子ども達にも教育が必要である。「生まれてくれてありがとう」「生んでくれてありがとう」。教育には、苦難の中にいる子ども達の人生に意味を見つけ出すよう手助けする使命がある。これは14章に書いてある。

　入学した時点では、看護学生は、医療や看護を受ける側という患者・家族の視点を持っている。しかし2年次になると、この視点を忘れて、医療や看護を提供する側という医療者・看護師の視点に移ってしまう傾向がある。例えば、患者を指して「対象を看る」と書く。患者の視点からは「対象」と呼ばれると冷たい感じを受ける。患者・家族の視点と医療者の視点は相反する視点である。良い看護を提供するために、看護師はこの相反する視点を調和して併せ持つ必要がある。

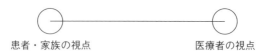

患者・家族の視点　　　　　　医療者の視点

1 学習の困難な子どもの教育

　我が国の児童の注意欠陥・多動性障害は6％、自閉症スペクトラム（広範性発達障害）は1.4％、学習障害は10％という報告がある。小学1年の児童が「習った所を音読する宿題」を出された。その子は教科書の初めから習った所まで全部読んでいた。そのページ数は毎回増えて行った。ある親が子どもに目薬を差した時に「パチパチして」と言ったら、子どもは手

をパチパチとたたいた。「今日習った所」「目をパチパチして」という配慮
が必要である。ある小学校の教師は「ごみを 10 個拾いましょう」と 1 年
生に言った。すると、ある子どもは、ごみ箱をひっくり返して 10 個拾った。
教師はきれいにする目的と 10 個なくても良いという許容を教える必要が
ある。ある子どもは、対人行動をほかの子から注意されて謝ったが改善で
きなかった。「反省会」でも「○君が…」と言われて何度も謝り続けた。
その子は水の張った田んぼがプールになったと泳いだ。

　この子ども達は、脳の発達の仕方が異なっていて、一定割合で存在して
いる。看護にあたっては、それは特性なので、その個性を活かして伸ばす
援助をして、幸せな人生を送れるように見守りたいものである。本書 94
ページの『障害児の治療と教育』参照。

2 家庭の教育的意義

　スイスの教育者ペスタロッチ（1746 ～ 1827）は『隠者の夕暮れ』[71] に
おいて「人類の家庭的関係は、最初の、最もすぐれた自然の関係である。
……したがって、父の家よ、あなたは人類の純粋な自然的陶冶の全ての基
礎である。父の家よ、あなたは道徳と国の学校である」と言っている。す
なわち、彼にあっては、家庭は社会的関係の原型である。家庭は陶冶（人
格才能を育てること）の基礎である。父の家は道徳の学校であり、生活の
学校であり、人間の学校であり、市民・国民の学校である。

　『白鳥の歌』では、母親についても述べている。彼によれば、母親は家
庭の中心である。幼子の最初の学校は母親の膝である。

　　母が愛する人をその子どももまた愛する。母が信ずる人を子どももまた信ず
　る。母が、その子どもがまだ見たことのない見知らぬ人について、「あの人はあ
　なたを愛していますよ、あなたは彼を信じなければなりません。彼は良い人で
　すよ。彼と握手しなさい」と言うならば、その子どもは彼にほほえみかけ、よ
　ろこんで自分の無邪気な手を彼にさし出すのである。さらに、母が子どもに「あ
　なたには遠い所に、あなたを愛しているおじいさんがいらっしゃるのですよ」
　というならば、その子どもはおじいさんの愛を信ずる。子どもは喜んでおじい

さんのことを母と語り、おじいさんの愛を信じ、おじいさんの遺志を継ごうと
願う。　　　　　　　　　　　　　　　　（『世界の教育思想』7 p.96 ～ 97）

　親（夫婦）にとって、家庭とは、愛の満たされる場、安らぎの場、共同
生活の場、休息の場、愛情によって癒しが与えられる場、子どもの養育の
場、老人の保護の場、孤独の解消される場である。信頼の満たされる場、
静けさと聖、愛と犠牲と献身に彩られた平和の満ちる場である。
　子どもにとって、家庭とは、親子愛の満たされる場、生活し、遊び、学
び、成長する場である。やがて巣立っていく場であり、安らぎを求めて帰
ることのできる母港のようなものである。

③ 入院した子どもの教育（病院内保育・学級）

　子どもが病気になり長期入院になった場合の教育には、三つの方法があ
る。1）病院に併設された養護学校に通って学ぶ。2）病院内の養護学級
に行って学ぶ。3）病院に養護学級がない場合に、養護学校の教師が訪問
して指導する訪問学級で学ぶ。どれも、まず教育委員会に申請する。そし
て普通学校（原籍校）から養護学校に転校することによってこれらの教育
が受けられる。
　院内学級は、養護学校や小学校、中学校の分教室として設置されている。
院内学級へは治療しながら病室のベッドから通学する。院内学級がない場
合は、養護学校から教師が病室に訪問して、ベッドサイドで授業を行なう。
週２回、１回に２時間だけである。ただし入院期間が長期療養を必要とす
るという条件がある。退院すると、養護学校から居住地の学校に転校して
通学する。

　1．なぜ院内学級は必要なのか
　　　　——学力の維持と、子どもの心の支えとなる——
　　　　　　　　　（京大病院に院内学級をつくる会　松永みはる）
　1994 年 7 月より、血液難病・胆道閉鎖症・腎炎ネフローゼ・心臓病

で京大病院に入院していた子どもをもつ親の会の有志が集まり「京大病院に院内学級をつくる会」として活動を続けています。私の次男は8歳になりました。先天性心疾患児で、生後6日目より京都大学附属病院にお世話になっており、毎月定期検診と血液検査に通っています。

[退院したい。でも不安]：

　5回目の手術入院の時、高校1年の男の子と出会いました。普通、弁の入れ替えの手術だと1カ月程度の入院でいいのですが退院の日が近づいてくると足が痛みだし、3カ月も入院しているとのことでした。いろいろな検査の結果、精神的なものらしいと御両親が連れて帰られました。私は自分の子どもがまだ小さかったので、学校のことなど考えたこともありませんでした。その男の子が「ぼくだって退院したい。でも不安なんや」と言うのを聞いた時、その言葉の中にある勉強の遅れ、友達関係など学校生活に対する不安を痛いほど感じました。

　心臓血管外科は子ども用の病室が1部屋あるだけで、あとは大人ばかりです。御両親が教科書や参考書を持ってきていましたが単調な入院生活のなか、同じ年頃の子もいないのに1人で勉強するということは、本当に至難の業です。漫画とゲームボーイで終わってしまい、親に責められ、こんなことではいけないと思いながらも気持ちが空回りしてしまう。もしも同じような立場の友達と入院中に出会えていたなら、こんな不安は自分だけじゃないんだとわかって元気がでて、1カ月で退院していけたんじゃないだろうかと思いました。

[訪問教育（短期間は対象外）]：

　「私の子どもも学校に行くようになれば、入院する度にこの男の子のような思いを体験するのだろうか」と考え込んでしまいました。退院後、京都では長期入院の子どもには「訪問教育」があることを知りました。ですが「1カ月程度の比較的短期な入院の心臓病の子どもは、対象にはならない」ということも知りました。たしかに1年、2年という単位で入院しなくてはいけない子ども達に比べれば短いかもしれません。だからといって「その間、何も手がさし伸べられなくてよいのだろうか」と

すっきりしない思いが残りました。

　「義務教育は子どもにとっては権利のはずなのに、どうして入院期間が短いというだけで、門前払いされなくてはいけないのだろうか。健康な子どもであるならば、学校がやってくれるはずの教育なのに、なぜ親がしなくてはいけないのだろうか」素朴な疑問でした。

[教室の隅で自習させてもらえるかもしれない]：

　そんな時、テレビで尾下さんが、広島大学附属病院に院内学級をつくられたことを知りました。入院中の病気の子どもでも行ける学校があるということは考えてもいなかっただけに驚きでした。京大病院にも院内学級をつくればいいんだ。入院期間のことについてはつくっていく過程の中でなんとかなるかもしれない。もしなんとかならなくても、教室の隅で自習させてもらえるかもしれない。また、入院してつらい思いをしているのは自分だけじゃないということを知るだけでも、子どもにとってはプラスになるにちがいないと思いました。

[訪問学級は週２日、１回２時間]：

　長期にわたる入院中に訪問学級の教育を受けていた血液難病の子どものお母さんは次のように語っておられました。治療を受けながらも学校の先生と会える。仲間と過ごす時間がある。勉強もできる。そんな時間を訪問学級によって与えられたのは喜びだった。けれど週２日、１回２時間ではなく、病棟にいつも先生がいてくださったならどんなに心強いことだろう。今の学校は、健康なものでも行きにくい場所になっている。病気の子どもが学校に帰っていく場合、学力の維持も重要だ。院内学級ができれば病気の子どもに勇気や自信を与えてやれるのに……。

[院内保育・学級があったら]：

　胆道閉鎖症の子どもをもつお母さんは、子どもが小さかったせいもあって入院中は１日中ベッタリとつきっきりだった。院内保育があればいいのにと思っておられました。また胆道閉鎖症でお子さんを亡くされたお母さんは、友達と一緒に遊ぶ楽しさも知らずに、病院から天国へと旅立ってしまう子ども達のためにも、１日も早く院内学級をつくってほ

しいと願っておられました。大学生になられた腎炎・ネフローゼの子ど
もをもつお母さんは、つらい療養生活の中でとりわけクラスの友達と離
れて寂しかったようだ。入院していても共に学び語り合える院内学級が
あれば、どんなに励みになることかと考えておられました。社会人にな
られた腎炎・ネフローゼの子どもをもつお父さんは、保育園で発病し小
学校の入学式にも出席できず長い入院生活を送った。その時に院内学級
ができていたならと思っておられました。みんな病院の中に保育所が
あったら、学校があったらなあと感じた人達でした。

[設置に向けた活動]：

　病院庶務課と教育委員会へ設置の陳情といった基本的な活動を進める
かたわら、「滋賀医大に院内学級をつくる会」との交流会や、小児科病
棟のお母さんたちとの交流会、小児科教授との面談、小児科婦長との面
談、看護部長と副部長との面談などを行ない理解を深めていきました。
また95年春には「作る会」の会員にメッセージを募り、病院長と京都
市教育長宛に嘆願書を提出しました。

　やがて、病院の中に理解を示してくださる人達がでてきました。京大
病院には28人の婦長さんがおられます。私たちの会報『子どもたちに
輝く笑顔を』を病棟に持ち帰って、みんなで読めるように詰所において
くださった婦長さん。「京大病院には院内学級はないのか」と尋ねたお
母さんがいたことを教えてくれた婦長さん。このような理解の輪が広
がって、ポスターを貼っていると「難しいだろうけどがんばってね」と
看護婦さんたちから声がかかるようになりました。病院で働く人達から
も、ポスターを貼りに行っても初めは「院内学級をつくる場所なんてあ
るわけないだろ」と冷たく言われて悔しい思いをしていたのが、「そこ
は目立つからいい PR になるよ」と言ってもらえるようになりました。
（編者註：この記事は1996年のものなので、「看護婦」と表記しています。
2002年から名称が「保健師助産師看護師法」に改定されました。）

[入院児童の人数調査・2部屋を提供]：

　一つの転機となったのは10月の国勢調査でした。院内学級をつくっ

てほしいという私たちの声を受けて、京都市教育委員会が京大病院に2週間以上の入院児童の人数調査を依頼しました。その結果10月1日現在で小学生13名、中学生11名、計24名の入院児童がいました。その中でも、小児科以外の科に12名の児童が入院しているということは考えていた以上に多い数でした。これは私たちにも他科のお母さん達との交流のきっかけとなりました。京大病院として2部屋を子ども達のために提供してくださるということが、会議で正式に決まりました。

[学力の維持から、子ども達の心の支えの場としての院内学級を]：

　私の思いは少しずつ変わってきました。最初は退院して学校にもどった時に、少しでもスムーズにとけこめるように学力の維持のために院内学級が欲しいと思いました。今は学力の維持以上に、子ども達の心の支えとなる場として院内学級をつくってほしいと思うようになりました。つらい治療を受けて外室できない。けれど院内学級に行くと友達に会える。つらくてしんどい思いをしているのは、自分だけじゃないということを知ってほしいと思いました。

[同じ立場の友達を知ることは、小さな子どもに大きな支えになる]：

　京都には心臓病児のための自主保育園があります。昨年の9月、その園で仲のよかったお友達と病院でばったり会いました。卒園後、子どもどうしが会うのは3年ぶりでした。診察を待つ間「胸の傷がけっこう目立つのよね。ケロイド体質だったのかな」と、お母さんが私に子どもさんの傷を見せてくれました。その夜お風呂に入った息子がなかなか出てきません。のぞいてみると鏡の前で背中をうつしてみていました。どうしたのか聞くと「ぼくの傷、少ししかないと思っていたのに背中の方まであるんだね。知らなかった」と言いました。

　「傷があるのはいや？」と聞いたら、「ううん。よし君にもあったからいやじゃない」と答えました。自分と同じ立場の友達がいることを知ることは、小さな子どもにさえ大きな力となるのです。ましてや思春期を迎えた子どもたちにとっては、どれほど大きな支えになることかと思います。「あいつもこんな思いをしているのかなあ」と思える友達に院内

13章 入院した子どもの教育

学級で出会えたならば、つらい思いをすることがあっても、自分の病気とうまくつきあっていけるのではないかと思います。友達というのは親が子どもに、なかなか与えてやれないものです。

　退院していく子、限りある命を宣告された子、病院にはいろいろな子どもがいます。子どもは１日いちにち成長発達しています。いつの日かでは遅すぎます。身体は病気でも、心は健やかに育ってほしい。これは病気の子どもをもつ親の共通の願いです。

（『病気の子どもと医療・教育』⁷²⁾ No.8　1996 より）

（編者註：京都大学附属病院には 1996 年４月に病院内学級が開設されました）

２．入院した児童に必要なものは何か
──家庭のような楽しみの時間──

（京都大学医学部附属病院ボランティア　神田美子）

　「にこにこトマト」という京大病院小児科のプレイルームで行なっているボランティア活動についてお話しします。「にこにこトマト」ができたのは、1992 年、私の長女が５年生の時、「今日から１年入院」と言われたことに端を発します。入院してみたら、居心地の良い環境とは言いにくい所で、命の行方を見守るだけで精一杯でした。私たちも初めは教育を受けられるかなど考えるゆとりさえなく、命と向き合っていました。入院する時「訪問教育は受けられる」と話があったにもかかわらず、手続きを知らないまま２カ月以上を過ごしてしまいました。

　よそのベッドの子に訪問してこられる先生を見て、お母さんに教えてもらってやっと教育委員会に電話をしました。うちの子の場合、ほとんどがベッド上の生活をしなければならないのに、尿器のあて方も教えてもらっていなかったことに、後で気づくようなこともありました。それほどまでに生体肝移植や骨髄移植など高度医療を実践する病院はゆとりのない緊張感漂う所なのです。生活に関することは付き添いのお母さんとの話の中で情報を得、辛いことは慰め合い、励まし合いました。また

私の場合、家が近かったので、訪ねてくれるお見舞いの友人たちにも助けられました。

「プレイルームで始まった」：

　こんな中で、「にこにこトマトのようなものを作らねばならない」と最初から思ったわけではありません。先生や看護婦さん達が忙しく、走っておられるような中で何か自分ができることはないかと始めました。知り合いのプロのチェリストに「プレイルームでコンサートをしてもらうというのはどうかしら」と当時の婦長さんに話してみたら「嬉しい！ぜひ」となりました。お話の会や子どもの本にまつわる活動をしている別の友人には「その人らしい特技のお見舞い＝お話のプレゼント」をうちの子に、病室でしてもらっていました。でも何か自分達だけ楽しむというのも申し訳ないし、これまた婦長さんに「プレイルームでどうでしょう？」「いいね」という具合でした。また長女の同級生のお母さんがこんな話をしてくれました。「アメリカの友人が病院ボランティアで勉強を教えていたので、私もしてみようかしら」。また婦長さんにこの話をつないで英語教室ができました。

　この三つが入院中から始まりました。あまりに自然な流れでしたので、始めたという意識もボランティアをしているという自覚もありませんでした。ただ退院後も活動は自分が持ち込んだことでもあり、また友人知人がしてくれているものでもありましたので、子どもも病院も望むものであれば、パイプ役をしてもいいくらいに思っていました。

---

column

　子どもにとって家庭とは、愛の満たされる場、生活し、遊び、学び、成長する場である。やがて巣立っていく場であり、やすらぎを求めて帰る母港のようなものである。

　入院した子どもに病院内学級が必要な理由は、子どもの心の支えとなり、家庭のような楽しみの時間を作るためである。

13章　入院した子どもの教育

活動が消える─初めての「ボランティアの集い」:

　退院して２年目の春、今まで自由にさせてくださっていた婦長さんの転任の時期がきました。人から紹介された音楽療法の方をその婦長さんにつないでいましたが、運悪く婦長さんの会議とその人の第１回の活動の時間とが重なってしまいました。さらに応対した看護婦さんと連絡がうまくなかったらしく、その人は次の約束もせぬまま帰ってしまいました。窓口がないと、ボランティアに来た人をつなぎ止めることができません。初めての人は待ち受ける人がないと本当に行きづらく、ほとんどの人は病院に近づけなくなります。

　細々と続いた活動が消えてしまうことのないように、少しゆとりのでてきた私はとにかく「会」を作って、病院の中での存在を明確にしなければならないと思いました。友人知人を集めて1995年２月初めての「ボランティアの集い」を自宅で行ないました。

「にこにこトマト」は家庭のようなお楽しみの時間:

　「にこにこトマト」は保育することを目的としていません。たまたま保育の必要な年齢層が多く、小学校中学年までがそれに次いで参加しています。小学校高学年や中学生の男の子は来にくそうです。けれど、なぜか「にこトマ」の時間になると部屋の片隅にある本棚に本を返しに来たりもします。「にこトマ」は、最初は「こんなことしたら楽しいかな？」という母親の勘からでた家庭のようなお楽しみの時間です。

　病院にはベストの環境は備えられていません。普通の生活も難しい所です。痛いことがある、辛いこともある、友達に会えないことがあります。そういう自分が望まない、選ばないことばかりがあって、「選ぶ」ことができないのが入院生活です。「にこにこトマト」は「来ても来なくてもいいよ。途中で帰ってもいいよ。しんどかったら寝ころんでいてもいいよ」というスタンスです。来たらこちらもにぎやかで嬉しいです。最終的には「選ぶ」生活のひとつになればいいと思います。来た子どもたちとは、普通の子どもとしておつきあいしています。

　がんばるのは素晴らしいですが、がんばらない権利もあります。嫌な

時は嫌なんだということを受け入れつつ、プレイルームで出会えたら、そんな時に病気とは関係なく楽しい世界を作り上げたいと思います。

「がんばる」は残酷なこと。結果であって目標ではない:

　ある方が「紙芝居を書いた子がいるので『にこにこトマト』の子どもたちに見てほしい」と言われて、みんな大喜び。子どもの思いを形にされたということで、良かったんですけれども、ちょっと最後が引っかかりました。お話のクライマックスは（ヘビが生きたカエルを飲み込んでいたのですが）おなかの中で戦ったカエルがヘビをやっつけて口から飛び出して、めでたしめでたしの場面でした。ところが、その方が締めくくりに「このヘビは『病気』だね。このカエルはみんなだよ。このカエルのように病気をがんばってやっつけよう」と気合いを入れて、子どもたちに「エイ、エイ、オーッ！」とさせられました。

　「がんばって治る」のだったら病院にはいません。努力すれば報われるとか、がんばれば治るということは病院の中では禁句だと思います。「がんばる」というのは、同じ土台に立っている人にとっては生きた言葉です。しかし痛んでいる人に対して、痛まない人間の「がんばれ」という言葉は、小さい子どもは解らないかもしれませんけれど、言葉を理解できる人間にとっては残酷になります。

　「にこにこトマト」は「リラックスする時間」「ふやける時間」であって、がんばる時間でないようにしていきたいと思っています。ところがリラックスしたりふやけたりしていると、不思議なことに勝手に「がんばる」力の方が自然に湧いて出てきます。楽しければリラックスできる、リラックスすれば「がんばる」気持ちが勝手に湧いてくる。前向きであれば少なくとも病気に悪い影響を与えなくてすみます。もしかしたらよい影響を与えるかもしれません。「がんばる」気持ちが湧いてくるのは「結果」であって、「目標」ではないと感じます。

病院の変化　ボランティアの受け入れ:

　その当時京大病院はボランティアの受け入れをしていませんでした。病院には感染の問題もあって、特に病棟にまで出入りするとなると余計

13章 入院した子どもの教育

にきめ細やかな配慮が必要です。しかし、「にこトマ」の場合は問題視されることはありませんでした。病院内だけでは何とも判断できなかった活動は、社会的なボランティアへの関心の高まりに後押しされ、理解は深まってきました。（編者註：その後 1999 年、病院はボランティア制度を導入しました）

　1995 年末に病院主催のコンサートが行なわれました。これは病院の初めての企画として、医療と事務部門で実行委員会を作り、エレベーターホールを使って行なわれた全患者対象のコンサートです。「にこトマ」も協力しました。にこトマメンバーの一人が司会をする中、コンサートはソプラノの歌声、ピアノ、そして白血病で治療中の音大生のクラリネットの演奏に 300 人の患者さんたちは涙、なみだ…でした。

　小児科病棟主催のクリスマス会にも協力しました。看護婦さんやお医者さんたちが少ない時間を工面してのクリスマス会です。結局話し合いの時間はなく、例えばプログラムが 1 ～ 5 まであるとすれば「1 は、にこトマさんお願いします」というふうに出番を切り取って下さいました。看護婦さんたちの忙しい分、縁の下で協力していけたらと思います。看護婦さんが人形劇をされるのだったら、こちらが人形を作るという具合でした。

これからの活動：

　たくさんの人が直接病院にボランティアに行けばいいというものではありません。一人ひとりがその場で多様な形で参加できないでしょうか。特技のある人は子どもの心を前向きにする活動を病院で行なう。周りではカンパや、情報の提供や、物品に関する間接的参加もあるという自由な形はどうかと思いました。「にこにこトマト」はさまざまな形で多くの人が関わることができる器に育ってほしいと思うようになりました。

　事務局は時間配分や病院との連絡、特別行事などを担当しています。月一度レポートを発行しています。ある人に起こった困ったこと、辛いことを個人の問題だけにしない。「子どもの病気は社会の問題」です。みなさんのご無理のない距離から「あなたらしい」ご協力をお願いいたします。（編者註：著者神田さんは、その後、入院した子どもに必要な

ものについて、その考えを次のように発展させています）

　というわけで、8年間の活動を通して、「入院した子どもたちに必要なものは何か」という課題に対する答えは、家庭や地域（たとえば図書館や児童館）という、子どもを取りまく環境から生まれる普通の、しかも豊かな時間だと認識しています。

（『病気の子どもと医療・教育』[73] No.9　病弱教育研究会　1997、『きょうは何しよ、何して遊ぼ？』―京大病院小児科ボランティアグループ『にこにこトマト』5年の歩み― 2000 より）

レポート課題

＊　患者・家族の立場から考える医療や教育についての考察。

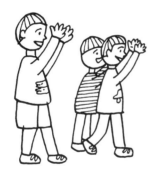 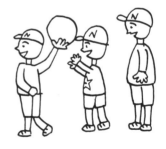

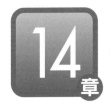

苦難の意味付けと態度価値

　我々が日常に難儀の意味で使用する四苦八苦は、仏教用語で生・老・病・死のほか、愛別離苦、怨憎会苦、求不得苦、五蘊盛苦（煩悩が栄える苦）を意味している。人間は苦難に囲まれている。

　この章では、苦難に意味を付ける「苦難の意味付け」について研究する。苦難は、苦難そのものに意味を付けることによって、克服ができる。自分の苦難の意味を考察する。これを行なう目的は、苦難の中にある人々を援助するためである。自分の苦難に意味付けができない人は、苦難にある人を援助できない。ピアノを弾けない人は、ピアノの弾き方を教えることができないのと同じである。

　苦難の意味付けと態度価値は人格の陶冶の一つである。そのものには価値はないけれど、そのものの存在ゆえに学ぶものがあった時に反面価値という。だから病気や障害や苦難から学んだことは反面価値である。また、見習うべきでない悪い見本や手本・人物を反面教師という。苦難から何らかを学べば反面価値（意味付け）がある。苦難に遭遇した時に人は、少なからず絶望の体験をする。その解決の道があるとすれば、それは「苦難の意味付け」である。

　苦難に対する態度も価値がある。受け入れざるを得ない宿命のような立場にたたされた時に、勇気や品位を保つ、勇敢である、人間の尊厳を守るなどが態度価値である。

1 フランクルの苦難の意味付け

　1940 年から 1945 年までの第二次世界大戦中、ナチスドイツのヒットラーのいわゆる「夜と霧」命令によって 600 万人以上のユダヤ人が強制収容所で殺された。ユダヤ人で精神科の医師の V・E・フランクル（1905 ～ 1997）は、アウシュヴィッツ収容所に強制収容されたが、奇跡的に生還した。そして、その体験を記録したのが『夜と霧』[74]（原題「強制収容所における一心理学者の体験」）である。

　まず「苦悩の冠」の章で、苦悩も意味をもつことと、苦難と死について述べている。「創造的及び享受的生活ばかりが意味をもっているわけではなく、生命そのものが一つの意味をもっているなら、苦悩もまた一つの意味をもっているに違いない。苦悩が生命に何らかの形で属しているならば、また運命も死もそうである。苦難と死は人間の実存を始めて一つの全体にするのである」。

　第二次世界大戦の末期、1945 年 5 月の終戦・解放が近づいていたにも拘らず、アウシュヴィッツ収容所には情報が全く届かなかった。それまでは何度か解放の噂があったが実現しなかった。それだけに彼らはいっそう絶望状態であった。「希望が失われると生命力が失われる」とフランクルは書いている。命が一つまたひとつと消えていった。その年の春、精神科医であるフランクルは、仲間たちから「希望を持てるように、自己崩壊の犠牲を防げるように説明を聞きたい」と頼まれた。

　このことは「絶望との闘い」の章に書いている。彼は「私を殺さないものは私を一層強くさせる」とニーチェの言葉を引用して話し始めた。しかし、仲間達は「もはや人生から何ものも期待できない」と言った。彼は「人生は彼等からまだあるものを期待している。すなわち人生におけるあるものが未来において彼等を待っている」と言った。彼らには収容所の外に愛する家族がいた。生きる意味があった。だが、その家族もほとんど既に殺されていた。そのような状態でも生きる意味があったのであろうか。彼らは人生に期待するものは既に何も無かった。彼らに、人生が期待していた

ものとは何だったのだろうか。彼は「誰かが、失望しないこと、誇らしげに死ぬことを期待しているのだ。苦悩と死は犠牲の意味に満ちている」と語った。あなたの人生があなたに期待しているものがある。

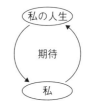

　人間の生命は常に如何なる事情の下でも意味をもつこと、そしてこの存在の無限の意味はまた苦悩と死を含むものであることを語った。そして私は真暗なバラックの中で注意深く聞いている哀れな人々に、われわれの状態の重大さを直視し、かつそれにも拘らず諦めないことを望み、われわれの戦いの見込みのないことは戦いの意味や尊厳を少しも傷つけるものでないことを意識するように懇願した。私は彼等に云った。この困難な時と、また近づきつつある最後の時にわれわれ各自を誰かが求めるまなざしで見下しているのだ……一人の友、一人の妻、一人の生者、一人の死者……そして一つの神が。そしてその者はわれわれが彼を失望せしめないことを期待し、またわれわれが哀れに苦しまないで誇らしげに苦しみ死ぬことを知っているのを期待しているのだ。
　そして最後に私はわれわれの犠牲について語った。すなわちそれがどちらにせよ意味をもっていることを語った。……そしてその収容所に入れられた最初に、いわば天と一つの契約を結んだある仲間の話をした。すなわち彼は天に、彼の苦悩と死が、その代りに彼の愛する人間から苦痛に満ちた死を取り去ってくれるようにと願ったのである。この人間にとって苦悩と死は無意味なのではなくて……犠牲として……最も強い意味に満ちていたのである。意味なくしては彼は苦しもうと欲しなかった。同様に意味なくしてわれわれは苦しもうと欲しないのである。この究極の意味をこの収容所バラックの生活に与え、また今の見込みのない状況に与えることが、私の語ろうと努めたことであった。
　この努力がその目的に達したことを私はまもなく体験した。まもなく電灯がわれわれのバラックの梁にともった。そして私は目に涙をためて自分に……感謝をいうために……よろめき近よってくる仲間のみすぼらしい姿を見たのである。
　　　　（『夜と霧』―ドイツ強制収容所の体験記録―第116刷
　　　　　　　　V・E・フランクル　みすず書房　1993）

　彼は、誰かに期待されているという意味を付け、また苦悩と死に犠牲の意味を付けることによって、仲間が希望をもつことに成功した。

145

2 トラベルビーの苦難の意味付け

　看護学にもこの考え方は取り入れられている。J. トラベルビー（1926
～ 1973）はフランクルの思想から次の看護理論を生み出した。「看護とは、
対人関係のプロセスであり、それによって専門実務看護婦は病気や苦難の
体験を予防したり、あるいはそれに立ち向かうように、そして必要な時に
はいつでも、それらの体験の中に意味を見つけ出すように、個人や家族、
あるいは地域社会を援助するのである」。　　　　　　　（『人間対人間の看護』[75]）

3 フランクルの態度価値

　フランクルの『死と愛』によれば、態度価値とは、人が運命として受け
入れるよりほかに方法がない場面で、耐え、十字架として担う態度である。
苦悩における勇気や、失敗における品位などである。死は生命（人生）に
属するもの、生命（人生）の一部分である。

　手術不能で重篤な脊髄腫瘍のために入院していた青年、「勇敢に彼の苦悩に耐え
た」。「死の前日に……彼はそれを予見したのであるが……彼は当直の医師が彼に
適時にモルヒネの注射をすることを委託されているのを知った。さてこの患者は
その時何をしたであろうか。この医師が午後の回診に来た時に患者は注射をすで
に夕方してくれるよう頼んだ……医師が彼のために夜起こされなくてもよいため
であった。……人間の死はそれが死である限り本来全く彼の生命に属しているの
であり、この生命を一つの意味ある全体性にまで初めて完成するのである」（p.55
～ 56）。

　人間は活動において創造的価値を、体験において体験価値を、苦悩において態
度価値を実現するのである（p.123）。「態度価値はある変化しえないもの、がその
まま受け入れられねばならないような場合には到るところ、実現化されるのであ
る。人間がいかにかかる運命的なものを自らに引き受けるかというその様式にお
いて、計り難く豊かな価値可能性が生じるのである。すなわち創造や人生の喜び
の中に価値は求められるばかりでなく、また苦悩においてすら価値は実現される
のである（p.120）。

　苦悩に満ちているということは人間にとっては満ち足りていないということで
はない。反対に人間は苦悩の中に成熟し、苦悩において成長するのであり、恋の

成功が彼に与えたであろうものよりも多くのものを苦悩は人間に与えたのである。……人間は多様な意味において楽しみのために地上に在るのではなく、また快感は人間の生命に意味を与えることがないのである（p.122）。

苦悩は人間を無感動に対して、即ち心理的凝固に対して、護ってくれるのである。われわれが苦悩する限り、われわれは心理的に生き生きとしているのである。また更にわれわれは苦悩において成熟し、苦悩において成長するのであり、苦悩はわれわれをより豊かに且つ強力にしてくれるものである（p.125〜126）。

（『死と愛』[76]）

死や苦悩は人生の一部であるから創造的価値、体験価値に加え、苦悩の中で態度価値も実現される。そして態度価値が最も我々の人格を生き生きと成長させてくれる。苦難や苦悩は反面価値と言われる。

4 筆者の苦難とその意味付け

筆者の苦難は5歳の時に発症した重症筋無力症である。筆者は1948年、北海道の山奥に生まれた。1年程で自然に収まっていたが、複視が残り、眼球が動かなくなった。高校卒業後、農機具会社で働いたが、21歳で再発して入院した。呼吸困難があった。胸腺摘除など治療で4年間入院した。退院後は薬を飲みながら社会復帰の道を進んだ。厚生年金の障害年金を受けながら、玉川大学の通信教育で小学校教諭の免許状を取得した。32歳から京都の私立小学校で7年働いた。働きながら佛教大学の社会福祉学科も卒業した。その後、患者会の事務局長と相談員や、清掃会社と学童保育所のパートなどをして、98年から看護学校の非常勤講師をしている。重症筋無力症は、ずっと通院治療を続けてきた。

1. 重症筋無力症

重症筋無力症は、神経と筋肉の接合部分の異常のために、全身的な脱力が起こる自己免疫疾患の一つである。一つの筋肉を繰り返し使うと急速に力が落ちて、動かなくなる。瞼が下がって開かない（眼瞼下垂）、物が二重に見える（複視）、左右の目の焦点が合わないなどの眼筋型と、構音障害、そしゃく困難、表情障害、嚥下障害、四肢筋の脱力など全身の筋肉が弱くなる全身型がある。これらの症状は個人により異なり、症

状も日により時間により変化するので怠け病と誤解されることもある。2017年、有病率は人口10万人に18人で、全国で特定疾患の受給者が22,998人いる。

治療方法は①抗コリンエステラーゼによる治療、②拡大胸腺摘除術、③ステロイド剤による免疫抑制療法、④免疫抑制剤の併用療法、⑤血漿交換療法がある。予後は寛解10%、治療しながら社会生活80%、治療に抵抗・再発・後遺症に悩む10%である。医療費は特定疾患で無料（1998年5月から一部有料。2015年、「難病法」施行。2018年、重症度分類適用）。転退職の場合、通院が必要なため就職が難しい。日本は弱者を支える社会ではないために、病気を隠して生きている人がいる。

２．重症筋無力症を治療しながら生きる意味

通信教育のテキスト『児童心理学』を学んで「精薄児をもつ親の理解・態度の三段階」（「精薄」は「知的障害」に変えられた）を学んで、患者にも共通するものがあった。筆者は4段階に考えた。

第1段階　病気との出会い・目の前が真っ暗・ショック・自殺を考える
第2段階　病気と闘う・原因、責任追及、隠したい、知られたくない
第3段階　病気の受容・諦め・病気と仲よく・残された機能をいたわる
第4段階　健康の価値の発見・人生の尊さを知る・同じ境遇の人と助け合う（患者会の活動）・生き方に意味を求める・死の受容

筆者は、同じ境遇の人と協力して、同じように苦しんでいる人のために役に立つことをやろうと患者会の結成と活動に参加した。人は経済的（貧困・医療費）、精神的（人間関係・死）、肉体的（健康・病気・死）、社会的（就職・差別）に悲しみを抱えている。病気になって、初めてそれを知った。苦しみに遭って、苦しんでいる人の思いがわかるようになった。そして、苦しみにある人の思いに共感し、支援することができるようになった。これが筆者の苦難の意味である。

21歳で再発して病気がわかり、呼吸困難が始まった頃、自分の人生の終わりを察したが、死ぬ備えができていない（神に会う準備ができて

いない）ことを知った。そして教会に足を運んだ。以来、一歩先は死と同じであった。人生設計などできなかった。今日、明日をどう生きるかが最大の課題だった。

　物質的・社会的欲求は、病気に妨げられる。長期・慢性の難病患者は、仕事であれ、家庭であれ、多くが制限を受け、夢も希望もかなわなくなることがある。しかし、その上の道徳的欲求は、心の世界・精神の世界だから健康にもお金にもなにものにも左右されない。どのような境遇にあっても実現できる。通信教育を終えて、知的精神的に自己実現に成功した時、他者実現の援助ができるようになった。自己実現の限界の自己中心性を克服すると、他者実現の世界が見えてきた。

5　苦難の意味を見つけ出すことが困難と思われるものもある

①血友病患者の HIV 訴訟は 1996 年 3 月 29 日、原告の和解受け入れで、国と製薬会社の責任が明らかになった。4,500 万円の和解金と、発症者に月々 15 万円の健康管理手当が支給された。訴訟を起こしていなかった患者 200 人も、その後訴訟を起こし、和解した人と同じ条件で解決した。青春を、人生を、夢を、希望を奪われ、どんなにか悔しかったことであろう。

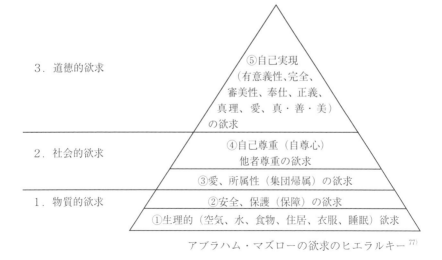

アブラハム・マズローの欲求のヒエラルキー[77)]

②「らい予防法」が 1996 年 4 月 1 日で廃止された。法律で定められた「隔離」がどんなにか自由を、人権を、人生を踏みにじってきたことか。療養所の入所者の平均年齢が高齢化した。菅直人厚生大臣（当時さきがけ－民主党）は謝罪し、隔離された人々の社会復帰に努力することを表明した。しかし、その後、何の政策も無く、入所者達は国に損害賠償の訴訟を起こした。2001 年、国（内閣総理大臣小泉純一郎）は責任を認め、和解した。入所者一人当たりおおよそ 1 千万円の補償金が支給された。

③水俣病訴訟も第一次提訴以来 16 年振りに終結した。救済対象者に 260 万円と団体加算金 38 億円をチッソが支払った。行政責任と病像論（どんな症状があれば水俣病か）はあいまいなまま、患者側に譲歩を迫る形での決着では、国は水俣病の発生と拡大防止だけでなく、救済でも十分な役割を果たしていない。悲劇を繰り返さぬよう、将来に教訓を残すために国の責任の所在を明らかにする必要があった。しかし足尾鉱毒以来、賠償金を払えば一件落着という考え方は変わっていない。2004 年 10 月 15 日、関西水俣病訴訟で最高裁判所は、国と熊本県の行政責任を認める判決を下した。しかし、国の水俣病患者の認定基準は厳しいままである。認定されない患者の訴訟が続いている。

④ダイオキシンがゴミ焼却場から排出されていることは 1989 年くらいから明らかになっていた。埼玉県所沢市では母乳から大量のダイオキシンが検出された。1998 年には大阪府能勢町の美化センターで、1 グラム当たり 23,000 ピコグラムのダイオキシンが検出された。厚生省（厚生労働省）はダイオキシンの規制をやっと 2000 年になって始めたばかりである。しかし規制対象は新設の焼却場だけである。国は因果関係が 100 ％立証されるまで手を打たないともいっていた。全国的に、ダイオキシン汚染は目に

column

　苦難の体験がない人は、苦しみにある人を助けることができない。苦しみをどのように解決したらよいかわからない。人を助ける仕事をする人は、自分の苦難の意味を確認しておく必要がある。

見えない形で徐々に進んでいる。

⑤医原性クロイツフェルト・ヤコブ病は、脳の手術時にクロイツフェルト・ヤコブ病に汚染されたヒト乾燥硬膜を移植された人が認知症（痴呆）症状を発症し半年から数年で死亡する病気である。被害者が1995年頃から国の責任を裁判に訴えた。2001年、熊本地方裁判所は全面的に国の責任を認めた。2002年3月、国が和解を受け入れた。国は提訴者に未提訴者を含めて、一人当たり3,650万円の損害賠償を支払った。

　国の責任を問う訴訟はこれら以外にも多く出されている。そして、裁判所は、国の責任を認めない判決を出している。もし、被害に遭った時、それを反面価値として受け入れられるであろうか。反面価値として受け入れられるものは、自分や社会の責任ではないもの（不可抗力）だけである。ダイオキシン被害もヤコブ病も防ぐことができるものである。どのように意味付けするのか。困難な問題である。そしてこれらの背後にあるものは、営利主義、利己主義である。

⑥2011年3月11日東日本大震災では、福島県や宮城県沖で起こった大地震のために、30mもの大津波が発生した。死者と行方不明者合わせて2万人近くが犠牲となった。また、原子力発電所が事故を起こし、放射能被害が広がっている。

6　態度価値が表現されている作品

作品1：（進行性筋萎縮症の子どもを育てたある親）

　私の子供に生まれてくれてありがとう
　おまえが、私の子供でなかったら
　石を投げられたものの痛みの深さも
　知らなかったでしょう。
　本当の愛も、思いやりも
　富める人の貧しさも
　おまえが私の子供でなかったら
　知らずに過ごしたはずです。
　私の子供に生まれてくれてありがとう。

(『めぐり逢うべき誰かのために』[78])

作品2：久保田　茂（故人、進行性筋萎縮症の子ども）

　ぼくならきっと
　ぼくのからだが不自由なのは
　神様が、ぼくならきっと、
　苦しみに、たえられるからと
　思ったからだ。
　ぼくは神様に、選ばれたのだ。

(『続車椅子の青春』[79])

レポート課題

＊　私の苦難とその意味（価値）の考察。
　　（次のようなテーマを参考にしてください。人間関係、学習、家計、レポート、グループワーク、リーダー、教えること、人前での発表など）

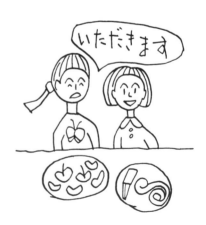

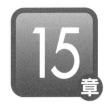

ガイダンスと教育的感化

　終章はガイダンス（生活指導）と教育的感化である。まず、ガイダンスする者自身のガイダンスについて考え、自己を見つめる。また患者の援助に必要なカウンセリングの技法を学び、患者への接し方を考える。(guidance は案内、指導、手引き、指図、補導、学生指導、ガイダンスなどと訳されている)。最後に、感化する者としての自己を見詰める。

1 ガイダンスのあり方

　ヒナ鳥は孵化した時から餌を求めて歩き始める。動物は生まれ出て間もなく、走り始める。これに対し、人間は歩き始めるのにおおよそ1年を要する。人間は成長過程で未熟の期間が長い。これが動物との大きな違いである。人間の子どもは母親の保護を長期に亙って必要とする。それは依存性が大きいことを意味し、幼児における成長の特徴でもある。これは学ぶ力でもある。子どもは、親（保護者）、大人に依存して学ぶ。この依存性は子どもの可塑性とも言える。児童の教育は依存性と可塑性にその可能性がある。子どもの未熟性は、可能性という積極的な意味を持っている。可塑性は、子どもが成長して、支えを必要としなくなる可能性である。

　ペスタロッチは『白鳥の歌』[80]で、「母が愛する人をその子どももまた愛する。母が信ずる人を子どももまた信ずる」と書いている。母の膝が子どもの最初の学校である。母親がその子どもを膝に抱く時に教育が始まる。ガイダンスは、幼子の誕生と共に始まる。どのように乳児を抱き、いかに乳を与え、どんな歌を聞かせるか。子ども達の遊び、眠り、しつけなど育児におけるガイダンスの課題は多い。

1．ガイダンスを行なう者のあり方

　学校におけるガイダンスの本来の意義は全ての学生に対して、「人間性を尊重する。人格や能力の発達の可能性を保証する。社会適応していく助けを行なう。クラス内の人間関係を改善する。個性を伸張する。社会性を育成する」などである。しかし、一般的にガイダンスは、問題行動のある学生に対する指導として行なわれている。例えば、学業不振や、学生間の人間関係、非行、反社会的行為などである。これらに対しては、治療、矯正としてガイダンスが行なわれる。ここでは、まずガイダンスを行なう者のあり方について考察する。

2．人間性の尊重がガイダンスの基礎

　ガイダンスを行なう者の倫理的な基礎は、児童生徒、学生の人間性を尊重することにある。「学生を教育する秘訣は、尊重するにあり」である。教育基本法では体罰を禁止している。法による禁止以前に、児童生徒、学生の人間性の尊厳を考えれば、暴力の行使は行なわれない。『エミール』[81] の冒頭で、「万物をつくる者の手をはなれるときすべてはよいものであるが、人間の手にうつるとすべてが悪くなる」とルソーは述べている。子どもを悪から守り、善へと導く、賢く愛情深い教師のあり方を鰺坂二夫は次のように書いている。

　子供の悪を防ぎ、善と美の世界へ赴かしめる力は、けっして暴力でなく、愛の力、真理の力であるべきであろう。その力は、まさに他者成就の悲願の慈悲力として、子供の肉体の痛みに訴えるのでなくして、その正しさに憧れる正義心の苦悩に訴えるであろう。それは自己憤怒や感傷でなくして、かえって我に死し、子供に生きる無我の世界への展望を示すであろう。意を尽くし、情を尽くし、なさざらんと欲してなさざる能わざるこの力は、かくして与えられる。力の行使には、深い愛と英知とを必要とする。　　　　　（『教育原理Ⅲ・Ⅳ』[82]）

3．ガイダンスで正すべきは自己自身

　一般にガイダンスは、教師が学生に行なうものである。しかし、ガイダンスする者のあり方を問うていけば、真にガイダンスを必要とする者は、教師自身であることが明らかになる。教師の言葉はガイダンスであ

る。ある教師は「お前のもとでは後輩は育たない」と、否定の言葉を学生に語った。ガイダンスされる者は否定されると萎縮する。この学生はこの時からリーダーの役割を放棄した。教師は学生の成長発達の可能性を害(そこな)った。もしも、「責任を分け合ったら後輩は育つ」という肯定の言葉でガイダンスされたならば学生は育ったであろう。

　ガイダンスされる者は、「文章力がない」と否定されたら萎縮する。「どうしてわからないの」と理由を問われたら弁解しなければならなくなる。「習ったから知っているでしょう」という裁きの言葉には、希望が失われる。我らが責め正すべきは、ガイダンスする自己自身である。ガイダンスにおいては、否定ではなく肯定の言葉を、理由を問うのではなく改善の方法を、裁きの言葉ではなく助けと共感の言葉を語る。

　絶対者の前には、教える者も教えられる者もみな同行者である。いずれが主、従という関係はない。ここにガイダンスの境地がある。「わたしは神の子である」[83]と言ったキリストは、膝をかがめて弟子達の足を洗って、「人の子がきたのも、仕えられるためではなく、仕えるためであり、」[84]と謙虚な模範を示した。その当時の履物はサンダルであったから、足は土埃で汚れた。主人自らが客人の足を洗うことは最も手厚いもてなしの一つであった。

　ある実習指導者は「学生がいなくなっても患者が一人でできるようになる援助を考えなさい」と指導した。その時、学生には未知に対して立ち向かう勇気が湧いただろう。ここに意と情を尽くした英知がある。ガイダンスする者がこの境地に立った時、初めてガイダンスの扉を開く鍵が与えられる。

４．患者へのガイダンス

　看護師は患者にガイダンス（生活指導）を行なう場合がある。禁煙や、禁酒、カロリー制限、水分摂取制限といろいろある。患者は、それまでの生活で失敗してきていることが多い。何度、教え説明しても、失敗を繰り返す場合もある。また、予後不良の状態に置かれて希望を失い、節制や忍耐を放棄している場合もある。その時こそ、ガイダンスの扉を開

く鍵が必要である。己に死に、忍耐強く、他者実現のために意を尽くし、情を尽くして、英知を傾ける必要がある。

5．ほかの人の感情・知性・意志の中に入る

　悲しみや楽しみ、失望や困難にいる人の感情と知性と意志の中に入ることができたら、その人の立場になって、してほしいことができるだろう。そのためには、C．ロジャースの来談者中心療法（非指示）が効果的である。「困りましたね。辛いですね。どうなりたいですか」という共感と肯定の言葉、「どう理解していますか。教えてください」という知性の言葉、「何かしてほしいことがありますか」という善意による言葉は心のドアが開くきっかけになるだろう。これは人間関係の黄金律であり（本書 p.102 参照）、高貴な礼儀作法である。

　「わが愛する姉妹よ、教育の仕事はおそらく例外であろうが、この世の中に看護ほど無味乾燥どころかその正反対のもの、すなわち、自分自身はけっして感じたことのない他人の感情のただなかへ自己を投入する能力を、これほど必要とする仕事はほかに存在しないのである」。　　　　　　（『看護覚え書』[85]）

2 カウンセリングの三つの方法と応用

「平地や山の中腹に単独［一人］で立っている木から、自分を信頼することは［知識に］地中深く根を張っていること、また、［自己信頼の］根の強い力が［人生の］嵐に耐えているという教訓を学ぶことができます」（髙谷訳）（『教育』[86] E・G・ホワイト（1827 ～ 1915））という言葉が示しているように、自分の力を信頼することは、人生の嵐を乗り切る上で大切な能力である。英語では、self reliance（自己信頼）、selfrespect（自己尊重）、resource（自己の対処能力）、self esteem（自尊心）などがある。人間が持っているこれらの能力を生かすことが、カウンセリングの目的である。

1．来談者中心療法（非指示的療法）；カール・ロジャース（1902 ～ 1987）

　自分が適切な条件を作ることができれば、相手に治療のプロセスが生ずる。その条件とは１）自分が真実、純粋、自己一致、透明であること。２）相手に思いやりをもってかかわる。独立した一人の人格として大切

にする。受容、配慮、所有欲のない愛情が建設的な変容になる。3）心を内側から理解する。感情の世界を感受性豊かに理解する。相手の体験の世界に敏感に身を投ずるなどである。

　すると相手は深く自分の感情や態度を探り始める。自分の隠れた面を発見する。自分を大切にするようになる。自分自身に耳を傾けるようになる。自分に正直になる。自己否定から自己受容に移る。自分の体験を考えるようになる。自分の中の判断力や決断力を信頼するようになる。

２．ゲシュタルト療法；フレデリック・パールズ（1893 ～ 1970)

　気付いていること＋現在＝現実。これがゲシュタルト療法の公式である。この療法は深層心理学とは対照的である。未来や過去へ逃げ込むことは出会いの進行を妨げる。自分自身を見い出せる状況のすべてをとり上げる。「我と汝」「今、ここに」に現れてくる経験の全貌を発達させるものである。近代人は疎外され、多くの能力を見捨てたので、自分の存在に賭ける力が乏しい。患者のその能力を回復することが目的である。患者は自分を支え、周囲を操作するために使っていたエネルギーを、自己支持・自己自身の対処能力（resources）に依存する方向に使うようになる。この過程が成熟である。患者が、情緒的、知的、経済的に自分の足で立つことを習得すると、治療への欲求がなくなる。自己の存在の悪夢から目覚める。

　基本的な技法は、患者に物事を説明せず、自分を理解し、発見する機会を与える。患者を操作し、不満を起こさせ、自己に対決させる。失っていた能力を明らかにする。患者の言葉を無視し、言葉に出て来ないレベルのものに注目する。言語による偽りの自己表現よりは自己欺瞞にな

column

　真にガイダンスが必要なのは生徒ではなく、教師自身である。この境地に立った時、ガイダンスの資格が与えられる。子どもの悪を防ぎ、善と美の世界に導くのは、暴力ではなく、愛の力である。ガイダンスは愛の業の世界である。

りにくい。非言語レベルでは経験の全貌（ゲシュタルト）が現れる。例えば怒り、怖がっていながら笑っている言語レベルと非言語レベルの不一致などがある。

3. 論理情動療法；アルバート・エリス（1913 ～）

基本的前提。1）個人の生活にとって過去は致命的ではない。2）その人自身が自分に影響を与える。3）過去に教え込んだ人生観や価値観を、今なお繰り返し自分に教え込んでいる。論理療法では過去よりも現在に目を向けることを主にする。自滅的な行動や、無能感を体験するのはまちがった考えを自分に教え込んでいるためである。人は面白くないことを経験すると、まず正気の発言をし、次に狂った発言をする。A. 正気の発言；「自分のしたことは気に入らない。自分の行動は嫌だ」。B. 狂った発言；「だから、自分は価値のない、だめな人間だ」。これは狂った発言で、根も葉もなく、宗教のようなものである。そのため不快、不安が生じ、憂うつになり、罪悪感をもったり、自滅主義になる。Aの時点で起こったことが自分を不快にさせているのではない。Bつまり自分に起こったことを自分がどうみるかという見方が自分を不快にさせる。Aの出来事はどうすることもできない。Bの自分が信じ込んでいることは変えることができる。三つの洞察を得るようにする。

①その人自身を不快にさせる自滅行動には、主義主張をもった先行経験があってそれを信じている。これを何度でも自分に教え込んでいる。そのためにうまくやっていけない。②行動の変容には実践が不可欠である。具体的な宿題を作り、実行し、仕上げを検討する。実践し、考え方を再検討、再評価する。③最終目的は、自分の考え方に立ち向かい、疑問を投げかけ、自分自身のためにものを考え、学習することである。

（『グロリアと3人のセラピスト』[87] 日本・精神技術研究所　1990 より）

4. カウンセリングの応用

非指示的方法は人間関係における反応の仕方において、あらゆる場面で役に立つ。看護、教育、育児の場面では常に1対1ではない。多くの人が見ている場面でも行なわれる。

15章 ガイダンスと教育的感化

　小児科の小さい子ども達は、注射が怖くて泣き出してしまう。言葉が理解できる子どもだったら「注射はチクッと痛いよ。だけど、みんな我慢できる痛さだよ。協力してね」と説明したら協力してもらえるだろう。黙って押さえ付けるのはよくない。ハイム・ギノットは次のような実例を書いている[88]。

例1　学校の保健婦さんから、8歳のリーに予防注射を受けるようにとの短信がまわってきた。リーは泣き出した。先生「予防注射を受けるのが恐いね」。リー「うん」。先生「保健婦さんの所へ行かなくてすめばいいと思っているのね」。リー「うん。あたし恐いの」。先生「わかったわ。先生が保健婦さんに手紙を書いて、あなたに特別優しくしてもらえるように頼んであげるわ」。

　先生が短い手紙を書いて渡すと、リーは保健婦さんのところへ行った。リーが赤く泣きはらした目に涙を浮かべながら戻ってきた。「痛かったでしょ」。先生は言った。「うん。初めはとても痛かったの。でも今は少しなおってきたわ」とリーは答えた。

　この教師は、非常に適切な援助のしかたをしている。彼女は、リーの恐怖心をいいかげんにあしらったりせず（「あなたみたいな大きな子が、ちっぽけな注射を恐がるなんて」）、冷酷な論理を持ち出したり（「あなた自身の健康のために必要なのよ」）、嘘をついて安心させたりもしなかった（「ぜんぜん痛くないよ。ちょっと引っ掻くのと同じよ」）。それに代えて彼女がしたことは、相手の感情をはっきり認め、望んでいるものを理解してやり、助けとなる態度を示すことだった。

例2　高齢の患者が「早くお迎えが来てほしい」と何度も言っている。看護学生は、死にたいという意味の「早くお迎えが来てほしい」と何度も言う高齢の患者がいて困っている。「そんなこと言わないでください。元気だしてください」と学生は説明した。しかし、何度も言われるので、自分の言っていることに自信がなくなってきた。何と答えたらいいのだろうか。わからない。

　学生は指示的方法で反応している。指示的とは、相手の考えを認め

159

ず、自分の考えや価値観を押しつけ、答えを与えることである。この患者には次のような非指示的方法の対話ができる。患者の感情を認める。患者の望んでいることを理解する。助けとなる態度を示す。否定しない。共感する。答えは患者が見つけるものである。

「つらいですね」「そのうち来てくれるわよきっと」「……さんが来てくれるかしら」「いつ頃お迎えに来てもらえるかしら」「お迎えが来てくれたら教えてくださいね」「死ぬまで生きてくださいね」「順番がきたらお迎えに来てくれるんじゃないでしょうか。それまで待ちましょう」と共感の言葉を語りかける。

例3　「こんな色になってしまって」と手が紫色になって気にしている患者がいる。看護学生は「そんなことないですよ。気にしないでください。元気だしてください」と患者の言葉を否定し、さらに励ましの言葉をかけた。その結果、患者は黙ってしまった。「気になるんですね」「そうですね。ちょっと紫色ですね」と受容の言葉を返す。患者は、手が紫色になったことを受け入れなければならないが受け入れられない複雑な感情があって、それを整理したいと思っていたのかもしれない。それを明らかにするような返答をする。

3 教育的感化

1．感化の意味

　一般的に、感化とは、他者から何らかの影響を受けて我々の心や行動が変わったり、また我々が他者に影響を与えたりすることをいう。この場合、言葉遣いや行動など望ましい要素だけが感化されるのではなく、望ましくない要素も感化される。これは悪い見本、すなわち反面価値や反面教師という、見習ってはならない教訓である。模倣や共感において、我々は常に感化を受けているし、感化を与えている。

2．感化は人間関係の一状態

　京都大学の教授であった正木 正（1905～1959）は、1960年刊行『道徳教育の研究』[89]（第三部　感化の教育心理学的構造──教育的人間関

係の論究──）で、感化について「ここでは、教育的実践のうちにおいて、教育者、被教育者がともに、その直接的体験において、自己の成長が可能になったという、または、その可能性の根拠を得たという人間関係の一様相を指すことにする」（前掲書 p.123）と定義している。彼によると、感化が生じる時の人間関係は次の４様相からなっている。

（１）感化は単に意識の周辺における人間交渉では生成するものではなく、内部の深い中核的領域で生ずるものである。それは肝に銘ずる、魂に触れる、心の底を打つ、などの体験として表現される。
（２）感化の内実は外部から植えつけられるものでもなく、外部の意図や行動型そのままのものでもない。また、情報的知識が感化の内容をなすものでもない。感化が生ずる地盤は、自己の自己に対する直接関係のうちにあり、己が己において肯定し、否定する関係にある。心理学的には、ego-insight〔自己洞察〕ego-perception〔自己知覚〕の変化過程として生ずるうちにある。
（３）感化においては、いつもこの世において充たさるべき、自己の存在の価値、Existentialwert が含まれている。この価値こそ、ひとごとのものでなく、まさに、直接、己のことがらである。この世における己の現存在が賭けられている価値である。感化において体験される心理的事象、すなわち、力、慰め、信頼、勇気、平和、幸福、というごときは、現存在としての価値への可能性が感得されて生ずる心理的反映ということができよう。
（４）従って、感化の内実はステレオタイプのものではなく、きわめて個性的であり、ユニークであり、パーソナリティの全体構造の確信として、人間成長、とくに、内面的歴史の形成を担うものである。　　　　　（前掲書 p.123 ~ 124）

　これは、次の四つに要約できる。
①「肝に銘ず、心を打つ」は日常的な人間関係の中で体験する。
②「自己洞察」は問題解決学習と教える者との人間関係で体験する。
③「自己の存在価値」は、それを会得し、悟って満たされる。
④ 感化は個性的な人格の形成を担う。
　これらについて、正木 正は「人間関係の交渉の直接性において、感化は共感、暗示、模倣と共通している。しかし、感化はその深さと、個性的と、自己洞察性と、価値志向性において、これを超越しているのである」と述べている（前掲書 p.125）。

（1）感化の第1の状態—心を打つ

　筆者が、学生にレポートを求めると「〇先生が理想である。とても尊敬している」と書いたものがある。これが「心を打つ」感化の第1の状態である。共感や模倣、感情移入といった感化を体験するならば、学生は良い人間関係が築けるだろう。

（2）感化の第2の状態—自己洞察・自己受容

　教える者の成熟した態度や習熟した技術は、学ぶ者に感化を及ぼす。学ぶ者は「わかった」という洞察が深まる。また、学ぶ者は、教える者による共感や受容によって、自己洞察が深まり自己受容が進む。その結果、新しい知識や技術が習得される。これが感化の第2の状態である。

（3）感化の第3の状態—自己の存在価値

　感化の第3の状態である自己の存在価値は、それを会得し、悟って満たされる。本書の14章で、苦難の意味付けと態度価値から自己の存在価値を見つける。

３．感化の第4の状態—人格の完成

　「心を打つ」に始まり「自己洞察と自己知覚」の変革、そして「自己の存在価値」の確認が進むと、人格が成長する。感化の人間関係の第4の状態は人格の完成である。人格の完成には、西洋的教育学の道と東洋的教育学の二つの道がある。

　1）西洋的教育学の人格の完成

　西洋的教育学の道では、教える者は、神格との対話によって人格となる。人格となった教える者は、対話を通して教育愛を伝えて学ぶ者を人格とする。西洋的教育学では絶対者の存在を想定する。その影響を受け

column

　世の中には、九十九の良い点があっても一つの欠点のために許されない人間がいる。逆に、九十九の粗があっても、一つの美点のために許される人がいる。欠点は利点となり、利点は欠点となる。長所は短所になり、短所は長所になる。

て教授者が権威主義に陥りやすいという欠点がある。絶対者を受け入れない人々にはこの道が選択されないという特徴もある。

2）東洋的教育学（仏教）の人格の完成

東洋的教育学の道を選ぶと、そこでは完全無私との対話がある。この世界で、人間は無我となり、動物としての人間は仏となる。仏教は実践哲学である。仏教思想では絶対者が存在しない。絶対者を想定しない立場の人々のために、仏教思想を背景とする東洋的教育学に、教育的感化という人格の完成の道は開かれている。

仏教教育の目的は学習者が無我を確立して仏性に帰還することである。竹内明（1942 ～）は『仏教と教育』[90] で「仏教は、人間をして、真理に目覚め、自己の内なるものを自覚し、根源的な自己自身たる仏性に帰還することを説くのであって、仏教教育はその実践体系といえよう」と書いている。仏性の意味は、無私の完全無我・完全自己実現である。仏教に唯識思想がある。第6識は人間の五感による意識、第7識は人間の無意識の意識、第8識は人類歴史で蓄積した意識、第9識が仏性である。

第6識：分別知（理性）。自己意識。五感（視覚・聴覚・嗅覚・味覚・触覚）
第7識：無意識的自己意識。潜在意識。末那識
第8識：人類歴史の根源的意識。遺伝的意識。阿頼耶識
第9識：仏性。無我。公性。宇宙意識。自己と他者がない。完全自己実現

東洋的教育学においては、仏性という完全人格の完成への道が開かれている。ここにおいては西洋的な教育にある、教える者が権威主義に陥りやすいという欠点が克服される。しかし、教える者と学ぶ者の人格と人格の関係性が見えないという欠点がある。

仏教教育も自己実現を目的とする。「仏教の教育は、自己存在の深層の果てに内在する真実の自己に目覚め、行的にこれを開発し、自己実現を遂げるものであった」（前掲書p.194）。自己否定の否定は大肯定に至る。この自己実現は、自己を否定してさらにそれを否定して人間の内なるものの深遠に至ろうとする。これが完全自己実現である。

仏教において第6、7、8識という私性は自己抑制によって、仏性という公性に移る。また、感化と同じ意味の薫習(くんじゅう)といわれる自己抑制がある。薫習は、物に香が移り沁むように、あるものが習慣的に働きかけることにより、他に影響や作用を植え付けることをいう。

3）西洋的な教育と東洋的な教育の止揚

　西洋的な教育では、人々は個人であることと独立した人格であることを求められる。子ども達は早くから自己主張し自我を確立するように教育される。西洋的な教育は自己中心的である。東洋的な教育では、我を取り去り仏性という人格を確立するように教育される。個人であること人格であること、自己主張することは控えられる。道徳においては消極的で否定的な「自分にされて嫌なことは人にしない」を基準にしている。これは他者への迷惑に対する配慮があるのだが、積極的肯定的な関わりが欠如している。

　西洋の教育は天の方向（神）を目指すのに対して、東洋の教育は地の方向（仏性）を目指す。上には、マズローの自己実現の5段階がある。下には、唯識思想の完全自己実現がある。ここに至って、西洋の教育学と東洋の教育学が出会う。教える者は権威主義にならずに他者との対話が為されて、両者の欠点が克服される。

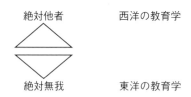

4）教育的感化の人間関係の完成

　本章の終わりに、筆者の考える教育的感化の人間関係の完成の姿をペスタロッチの著作集から紹介して結びとする。1789年のフランス革命はスイスにも波及した。スイス国内でも革命戦争が起こり、多くの子ども達が親を失った。ペスタロッチは革命政府の要請により、1798年、

15章 ガイダンスと教育的感化

スタンツに赴いて半年間、この子ども達の世話をし、教育を実践した。
その時の手紙である。

　わたしは彼らとともに泣き、彼らとともに笑った。彼らは世界も忘れ、シュ
タンツも忘れて、わたしとともにおり、わたしは彼らとともにおった。彼らの
食べ物はわたしの食べ物であり、彼らの飲み物はわたしの飲み物だった。わた
しは何ものももたなかった。わたしはわたしの周囲に家庭ももたず、友もなく、
召使もなく、ただ彼らだけをもっていた。彼らが達者なときもわたしは彼らの
なかにいたが、彼らが病気のときもわたしは彼らのそばにいた。わたしは彼ら
の真ん中にはいって寝た。夜はわたしが一番後で床に就き、朝は一番早く起きた。
わたしは彼らの寝つくまで床のなかで彼らとともに祈ったり、教えたりしたが、
彼らはそうしてもらいたかった。終始一貫病気伝染のひどい危険に曝されなが
ら、わたしは彼らの着物や身体のほとんどどうすることもできない不潔をみて
やった。　　　　　　　（『ペスタロッチー全集』[91] 第7巻「白鳥の歌」平凡社 1974）

　このような教育的感化の人間関係の形成には、教師の努力と研鑽、生
徒に対する限りない無我の精神を必要とする。ディルタイ Wilhelm
Dilthey（1833 ~ 1911）は「我々は、一人の人がほかの人に及ぼす感化は、
その人がどのように自己を犠牲にするか、その犠牲のしかたが前提とさ
れるということに気付く。感性の豊かな人だけが、そのような感化の力
を養う*」[92]（筆者訳）と言っている。ディルタイは「*」について欄外
で、ソクラテス、プラトン、ペスタロッチ、フレーベルの名を挙げてい
る。教育的感化の人間関係は、他者実現愛によって完成する。

4．感化は他者を変える

　「過去と他者は変えることができない。変えることができるのは、自
分と未来である」という言葉が聞かれる。しかし、この言葉は一部不適
切である。これまでの論述からすると「過去は変えることができない。
変えることができるのは、自分と現在、そして他者である」と言うこと
ができる。まず、己を無我の精神と対話の人間関係に変える。そして、
肯定と共感、黄金律による高貴な礼儀作法によって、他者の感情と知性
と意志に近づく。この時に、ガイダンス、カウンセリングなど、他者実
現愛による教育的感化は、他者の認識と行動を変える可能性を秘めてい

165

る。ここに教育学の希望がある。

注）「意志」と「意思」の使い分けについて

　教育学や道徳用語では「意志」（強い意志・自由意志）、看護学や法律用語では「意思」（思い・意思表示・意思の疎通）のように使い分けられている。

レポート課題

＊　ガイダンスを行なう者が気を付けるべきことの考察。

＊＊　感化され感化した私の体験についての考察。

引用文献

p.1　1)『第6巻　倫理学・教育学論集』ディルタイ　法政大学出版局 2008 p.491

p.1　2)『形成的自覚』木村素衞 弘文堂書房 1941 pp.48-49

p.1　3)『教育原理第一部Ⅰ・Ⅱ』鰺坂二夫 玉川大学通信教育部 1981 p.50

p.4　4)『官報』独立行政法人 国立印刷局 2010.11.30

p.15 5)『授業を変える』米国学術研究推進会議 訳書 北大路書房 2006 p.18

p.19 6)『看護学生のためのレポート・論文の書き方 第5版』髙谷修 金芳堂 2013 p.68

p.20 7)『教育の方法と技術』西之園晴夫編 佛教大学通信教育部 2008 p.150

p.24 8)『教育評価』梶田叡一 有斐閣双書 2004 p.48

p.26 9) Edward. L. Thorndike "The Nature, Purposes and General Methods of Mea-surements Educational Products" "The Seventeenth Yearbook of the National Society for the Study of Education Part　Ⅱ The Measurement of Educational Products" 1918 p.16 京都大学教育学部図書館蔵

p.26 10) Edward L. Thorndike "An Introduction to the Theory of Mental and Social measurements" New York The Science Press 1904 p.22 佛教大学図書館蔵

p.26 11) Edward L. Thorndike "An Introduction to the Theory of Mental and Social measurements" New York The science Press 1904 p.97

p.27 12)『西洋の教育思想』7「白鳥の歌」J・ペスタロッチー 玉川大学出版部 1989 p.89

p.27 13)『母のための教育学』小原國芳 玉川大学出版部 1982 p.87

p.30 14)『先生と生徒の人間関係』ハイム・ギノット サイマル出版会 1983 p.23

p.32 15)『教育原理第一部Ⅲ・Ⅳ』鰺坂二夫 玉川大学通信教育部 1978 p.250 に引用されているが、出典の記述がなかった。検索したが不詳。

p.33 16)『判例タイムズ』1142 号 判例時報社 2004.4.15. p.214（2003.11.11 判決）

p.41 17)『世界の名著』6 プラトン「ソクラテスの弁明」中央評論社 1993 pp.407-458

p.44 18) Joseph luft, Group Processes; An Introduction to Group Dynamics. Palo Alto, CA: National Press Books. 1963 P.10. Of Human Introduction.1969 もある。

p.47 19)『宗教哲学』波多野精一 岩波書店 1935 p.210

p.47 20)『愛のなりたち』H・F・ハーロウ ミネルヴァ書房 1978 pp.34-38

p.49 21)『教育原理第一部Ⅰ・Ⅱ』鰺坂二夫 玉川大学通信教育部 1981 pp.45-46

p.49 22)『饗宴』プラトン 岩波文庫 2010 参照

p.50 23)『宗教哲学』波多野精一 岩波書店 1935 p.211

p.50 24)『教育原理第一部Ⅰ・Ⅱ』鰺坂二夫 玉川大学通信教育部 1981 p.48

p.51 25)『宗教哲学』波多野精一 岩波書店 1935 p.212

p.52 26)『聖書』（口語訳）日本聖書協会 2011 ヨハネ 15:13 新約聖書 p.167

p.52 27)『教育原理第一部Ⅰ・Ⅱ』鰺坂二夫 玉川大学通信教育部 1981 p.48

p.52 28)『河出世界文学全集』15 イプセン「人形の家」河出書房新社 1989 参照

p.55 29) "Selected Poems of William Wordsworth" Oxford University Press 1913 p.12

p.56 30）『教育原理第一部Ⅰ・Ⅱ』鰺坂二夫 玉川大学通信教育部 1981 p.6

p.57 31）『教育原理第一部Ⅰ・Ⅱ』鰺坂二夫 玉川大学通信教育部 1981 pp.13-24

p.57 32）『児童心理学Ⅲ・Ⅳ』日名子太郎 玉川大学通信教育部 1979 p.219
　　　P.M. Symonds: "Some basic concepts in parent-child relationships", Amer. J.
　　　Psychol. Vol.50. pp195-206, 1937; "The psychology of parent-child
　　　relationship", 1939

p.59 33）『教育原理第一部Ⅰ・Ⅱ』鰺坂二夫 玉川大学通信教育部 1981 pp.18-19

p.61 34）『セルフヘルプグループの理論と実際』ガートナー 川島書店 1985 参照

p.71 35）『キリスト教全史』E・ケアンズ 聖書図書刊行会 1977 p.339-378

p.71 36）『西洋教育史』編集 小原哲郎 玉川大学出版部 1977 p.119

p.72 37）『西洋教育史』編集 小原哲郎 玉川大学出版部 1977 p.119

p.73 38）『近世における我の自覚史』朝永三十郎 角川書店 pp.13-14

p.74 39）『エミール』J・ルソー 岩波文庫 2001 参照

p.80 40）『学問芸術論』J・ルソー 岩波文庫 1974 p.19 第8刷

p.81 41）『教育哲学』白石克己 玉川大学通信教育部 1983 p.84
　　　村井実は『教育思想』下 p.16-20 で「手細工モデル」「粘土モデル」「白紙モデル」
　　　と説明している。これらは「鉱物モデル」である。

p.81 42）『教育思想』下 p.29 で村井実は「農耕モデル」とも説明している。

p.82 43）『教育哲学』白石克己 玉川大学通信教育部 1983 p.83

p.82 44）『西洋教育史』編集 小原哲郎 玉川大学出版部 1977 p.333

p.83 45）『教育思想』下 p.29 で村井実は「動物モデル」と「飼育モデル」と説明し
　　　ている。これは「牧畜モデル」とも言える。

p.83 46）『教育思想』下 p.41 で村井実は「助産モデル」と説明している。

p.84 47）『教育』E・G・ホワイト 福音社 1963 p.2

p.86 48）『児童の世紀』エレン・ケイ 小野寺訳 冨山房 1979 pp.141-142

p.89 49）『野路ははるけし』小原國芳先生想い出集刊行委員会 1992

p.93 50）『児童心理学Ⅲ・Ⅳ』日名子太郎 玉川大学通信教育部 1979 pp.168-169

p.95 51）『児童心理学Ⅲ・Ⅳ』日名子太郎 玉川大学通信教育部 1979 pp.119-120
　　　『幼児期と社会』E・H・エリクソン みすず書房 1985 p.284 にブレイクの引用
　　　"The complete poetry and prose of William Blake" University of California
　　　Press 1965 p.494 に「子どもの玩具と〜」がある。

p.95 52）『障害児の治療と教育』薬師川虹一訳 セガン ミネルヴァ書房 1973 p.207

p.101 53）『ワイルド全集』Ⅴ 青土社「獄中記」1982 参照

p.101 54）『歎異抄』親鸞 梅原猛訳 講談社 1972 p.17

p.102 55）『レ・ミゼラブル』ヴィクトル・ユーゴー 岩波書店 2009 参照

p.102 56）『聖書』（口語訳）日本聖書協会 2011「旧約聖書」pp.880- 参照

p.102 57）『聖書』（口語訳）日本聖書協会 2011「新約聖書」p.10 参照

p.102 58）『論語』吉田公平訳 たちばな出版 2000 p.97

p.104 59）『聖書』（口語訳）日本聖書協会 2011「旧約聖書」p.102 p.253 2011

p.107 60）『預言者の信仰』マルチン・ブーバー みすず書房 1968 p.93

p.110 61）『母のための教育学』小原國芳 玉川大学出版部 1982 参照

p.113 62）『美的教育』―西洋の教育思想9― F・シラー 浜田正秀訳 1982 pp.25-27

引用文献

p.117 63)『看護の基本となるもの』V・ヘンダーソン 日本看護協会出版会 1983 p.29

p.118 64)『宗教教育論』小原國芳 玉川大学出版部 1987 pp.75-76

p.120 65)『判例時報』1782 号 判例時報社 2000,7,1（2000,2,29 最高裁判決）

p.123 66)『労作学校の概念』ケルシェンシュタイナー 玉川大学出版部 1978 pp.21-121

p.124 67)『西洋の教育思想』7「白鳥の歌」J・ペスタロッチー 玉川大学出版部 1989 p.89

p.126 68)『学校と社会・経験と教育』ジョン・デューイ 人間の科学社 2000 p.35

p.127 69)『小原國芳全集』⑪ 小原國芳 玉川大学出版部 1978 pp.252-253

p.127 70)『玉川のおやじ』諸星 洪 玉川大学出版部 1979 pp.90-93

p.130 71)『西洋の教育思想』7「隠者の夕暮」J・ペスタロッチー 玉川大学出版部 1989 p.62

p.137 72)『病気の子どもと医療・教育』No8 病弱教育研究会 1996 参照

p.142 73)『病気の子どもと医療・教育』No9 病弱教育研究会 1996 参照
『きょうは何しよ、何して遊ぼ』京大病院小児科ボランティアグループ「にこにこトマト」5 年の歩み—2000 参照

p.144 74)『夜と霧』V・E・フランクル みすず書房 1993 pp.168-192

p.146 75)『人間対人間の看護』ジョイス・トラベルビー 医学書院 1974 p.3

p.147 76)『死と愛』フランクル みすず書房 1998 pp.55-126

p.149 77)『人間性の心理学』アブラハム・マズロー 産業能率大学出版部 1987 pp.56-72

p.152 78)『めぐり逢うべき誰かのために』石川正一 立風書房 1982 p.98

p.152 79)『続車椅子の青春』進行性筋萎縮症連絡会地域福祉研究会「仙台」詩集編集委員会 1975 p.49

p.153 80)『西洋の教育思想』7「白鳥の歌」J・ペスタロッチー 玉川大学出版部 1989 p.97

p.154 81)『エミール』上 J・ルソー 岩波文庫 2001 p.23

p.154 82)『教育原理第一部Ⅲ・Ⅳ』鯵坂二夫 玉川大学通信教育部 1978 pp.268-269

p.155 83)『聖書』（口語訳）日本聖書協会 2011 ヨハネ 10:36 p.157 新約聖書 p.157

p.155 84)『聖書』（口語訳）日本聖書協会 2011 マタイ 20:28 p.32 新約聖書 p.32

p.156 85)『看護覚え書』F・ナイチンゲール 現代社 2009 p.227

p.156 86)『教育』E・G・ホワイト 福音社 p.128

p.158 87)『グロリアと 3 人のセラピスト』日本・精神技術研究所 1990 参照

p.159 88)『先生と生徒の人間関係』ハイム・ギノット サイマル出版会 1983 p.28

p.161 89)『道徳教育の研究』正木 正 選集刊行会 金子書房 1961 p.139

p.163 90)『仏教と教育』竹内明 佛教大学通信教育部 1985 p.193

p.165 91)『ペスタロッチー全集』第 7 巻「白鳥の歌」平凡社 1974 p.15

p.165 92) Wilhelm Dilthey Gesammelte Schriften Ⅸ, Padagogik, B.G.Teubner verlagsgesellschaft 1974 p.201

おわりに

　この教育学を学んで、自分の性格に問題を感じていた人は、その原因の一つとして「養育者から問題のある人格をコピーされていた」ことが明らかになったと思う。これが、本書の意図である。これを理解した人は、性格の問題を修正して成熟し、円熟した人間に成長する。すると、子ども達に良い教育を与えることができる。また、愛情深く育った人もこれを学ぶことによって、さらにより良い教育を行なうことが可能となる。

　人間関係は、与えるあるいは与えられるという一方向では成立しない。人間関係は、与え与えられるという循環や充足があって成立する。この人間関係を成立させる人は、愛情のある子育てをする。養育者から受けた悪循環を断ち切り、良い循環の教育愛を子ども達に伝えたいものである。

　筆者は、1948年に北海道のヒグマが住んでいて電気もなかった山奥で生まれた。反抗期を抑圧して育ったため、人間関係が不得手で性格に問題を抱えていた。貧しく教育環境は良くなかった。玉川大学教育学科の通信教育の科目で、特に「教育原理」と「西洋教育史」の内容で癒された。

　筆者はレポート・論文の書き方の講義を担当していて、学生の心が癒されるような教育学が必要であると感じていた。その後、京都府看護専修学校で教育学を担当する機会があった。初版は2001年度に使った講義内容が学生に評判だったので、テキストとしてまとめたものである。初版の「全人教育における宗教教育」は一部を割愛して11章に置いた。本書を使った授業で、学生達は15回のレポートを書いた。その過程で、学生達の心が癒されるのを目の当たりにしてきた。本書が、看護学生の学習や実習にいくらかでも役立つことができたら嬉しく思うものである。

　2018年6月、世界保健機関WHOは「ゲーム障害」を依存症の一つに加えた。また、フランスは、9月の新学期から小中学校で子ども達の携帯電話の使用を禁じる法律を施行した。高校では各校で禁止を定めることができるとした。一方、日本の厚生労働省が2017年度に中高生64,000人を調査した結果の推計によると、中高生全体（650万人）の1割半（93万人）

が病的なインターネット依存症だった。その予備軍も含めると254万人（4割）だった。調査対象中高生の半分はそのために学力低下を体験していた（2018.9.1報道）。「9章」の末尾に「21世紀の教育学はデジタル認知障害とその裏の強力な商業主義と戦わねばならない」と書いた。その戦いを述べる。学習は学習者の自律的な行動であることに希望がある。

1．最低6、7時間の睡眠を取って脳の長期記憶化を助ける

　脳の海馬が短期記憶、主に前頭葉が長期記憶を司っている。一日の学習記憶はまず海馬に保存される。次に、夜10時から午前2時の睡眠中にメラトニンというホルモンを分泌して学習の短期記憶を何度も再生して前頭葉に長期記憶として保存する。翌日には講義で得た新しい記憶が海馬に上書き保存され、前日の学習記憶は消去される。もしも、3時までスマホで起きていたならば、長期記憶に保存されない。睡眠不足で1校時目から眠り新しい学習記憶が得られない。深夜勤務の場合、予後に必要な睡眠を取れば、脳は柔軟性があるので長期記憶に保存するだろう。脳は睡眠中に長期記憶を保存して発達する。

2．学生の自律学習を支援する

　この100年間、脳の神経細胞は加齢と共に衰え、壊れて再生しないと信じられてきたが、1998年にアメリカとスウェーデンの研究チームが、海馬の細胞は57歳から72歳の5人の患者で新たに作られていることを確認した（『日経サイエンス』日経新聞社1999.8）。この新細胞は適度な学習・栄養摂取・睡眠・運動によって既存の細胞のネットワークに繋がる。脳はこうして細胞が増えて発達する。スマホに没頭すると新細胞は死ぬ。

　「国語辞典や看護学辞典を使って用語の意味を調べる。漢字辞典で漢字の読みと意味を調べる」を指導する。筆者は、50分講義—40分レポートの講義を続けている。文章の書き方を教えて、レポートを求めて添削して返却する。講義終了後に、多数の学生が5,000字の論文を書いて提出するようになる。添削と返却に手間がかかるが、学生の自律学習が成立して、デジタル認知障害が改善されていく。

著者

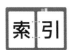 （——，は上記の単語を表す）

あ行

愛着行動	47
愛着理論	64
アイデンティティ	67
愛における合一	59
愛の3段階	46
愛の充足	52
愛の対象	46
愛の業	51, 52
アインシュタイン	110
アカゲザル	47
アガペー	51
鯵坂二夫	1
遊び心	88
遊びと治療教育	93
遊びの経験	86
遊びの分類	90
遊びの劣等意識	89
与える愛	50
アドラー	92
アパシー	77
甘えを満たす	64
アレクザンダー	92
イスラエルの教育	99
依存性	153
偉大な教師	40
癒し	46
いらない子	77
院内学級	132, 134
ウイッテンベルク城	70
奪う愛	49
エゴ	67
エピテュミア	51
エミール	74
エリクソン	93, 94
エレン・ケイ	86
エロース	49, 51
オウム真理教	120
黄金律	102, 156, 165
小原國芳	118
親の心	52

か行

カール・ロジャース	156
ガイダンス	153, 155
カウンセリング	156, 158
隠し避ける領域	44
学習が困難な子ども	130
学習者主体	2
可塑性	153
価値愛	47
「我」の発見	69, 72
神なき知育	116
感化	160, 161, 162
玩具の世界	93
看護師	1
——，人間関係	59
看護覚え書	156
看護設計	3, 8, 13
看護を受ける人	1
患者，人間関係	59
患者指導	43
患者主体	3, 8
患者にガイダンス	155
カント	111
木村素衞	1
記憶	7
犠牲の意味	145
基本的信頼関係	63
客観的評価	26
九十九の粗	36
九十九の良い点	162
95カ条の提示	71
既有知識	15
教育愛	46, 60, 61
教育観	84
教育関係の基礎	57
教育体験	55
教育的感化	160, 165
教育的関係	56
教育内容	24
教育の理想	112
教育評価	24

172

教育方法	24
教育目標	24
教権	73
教授者主体	2
教授法	49
教授目標	5
教師論	125
協働学習	19
教鞭	56
記録管理	33
苦難の意味付け	143
敬慕の念	59
啓蒙主義	69, 79
ゲシュタルト療法	157
血糖値	11
ケルシェンシュタイナー	124
権威主義的評価（相対評価）	24, 25
幻聴	22
権力関係	56, 57
肯定的評価	30
鉱物モデル	83
合理主義的評価	24
心の支えとなる場	136
心の温もり	49
個人（我と汝の対話）	106
個人内比較評価	31
個性的全人	109, 116
孤独	69
子どもの遊び	86
子どもの可塑性	153
子どもの発見	74, 78, 84
子の心	52
コペルニクス的転回	71
孤立	29

さ行

雑談	17
産婆術（問答法）	41
自我形成	63
自我の確立	67, 69
自我の成長期	66
自我の萌芽期	66
自我の目覚め	64, 66
死刑	70, 120
思考の自己中心性	64
思考の特徴	64

——，具体的	64
——，自己中心的	64
自己実現	48, 50, 54, 66, 149
自己実存	66
自己主張	64
自己尊重	149
自己知覚	161
自己洞察	161
自己評価	5, 30
自己目標	30, 31
事実の学問	55
指示的方法	159
自然的物欲愛	47, 48
事前評価	28
自尊心	30
十戒	103, 104, 106
失敗から学ぶ	31, 32
指導者と被指導者	57
指導要録	33
自分自身を助ける	61
社会的欲求	149
自由意志	83, 105
宗教改革	69, 79
重症筋無力症	147
10を聞いて1を知る	14
自由な対話	44
主体性	50
手段価値	109, 111
シュタンツ	165
消極教育	82
条理	69
食事指導	60
植物モデル	82, 83
所見欄	33
ジョン・ウイックリフ	69
シラー	113
自律と他律の調和	29
事例研究	28
人格の陶冶	122, 143
信仰による義	79
人生が期待していたもの	144
神聖な義務	53
人生の問題解決	32
スーパーエゴ	67
ストレス	22
性悪説	80

生活指導	153
生活準備説	91
成熟者	1
性善説	80
成長発達段階	82
西洋的教育学	162
世界基督教神霊統一協会	119
接触の愛撫	48
絶対評価	25
潜在意識	44
全人教育	109, 122
全人教育論	84, 110, 116
相互成就	59, 60
創造者	105
創造的価値	146
相対的な関係	58
相対評価	24, 25, 26
ソーンダイク	26
ソクラテス	37
ソフィア	38
存在価値	60

た行

第一反抗期	64
体験価値	146
第三反抗期	66
対処機制	67
対人関係の世界	94
態度価値	143, 146, 151
第二反抗期	64, 65
対話法	41, 43, 44
他者実現	47, 54, 60, 66
他者実現の念願の世界	59
他者成就	154
他者比較評価	31
他宗教の尊重	118
他人を援助する	61
他罰的	36
短期目標	4
知・情・意	111
小さい大人	75, 84, 85
知的な遊び	95
抽象的思考	65
長期目標（抽象的目標）	4
直観法	128
治療教育	93

ディルタイ	1
適応機制	68
デザイナー	7
デジタル認知障害	97, 170
デューイ	126
動機と償い	100
到達度評価（絶対評価）	24, 25
道徳教育	49, 99
道徳的行為	106
道徳律	107
盗難事件	100
糖尿病治療	10
逃避	29
動物モデル	83
陶冶	123
東洋的教育学	163
同僚関係	58
独創	7
毒盃	41
独立の時期	66
共に学ぶ	6, 43
トラベルビー	146
努力をする人間	127

な行

虹	55
二次性徴	66
乳房と授乳	48
人形の家	52
人間愛の実践	36
人間関係	46
——，親と子	55
——，看護師	55
——，患者	55
——，生徒間	154
人間観の変遷	78
人間の発達	63
人間の被造物性	105
人間の本性、善	80
人間の理想像	109
人間モデル	83
盗み	99

は行

ハーロウ	47
発達段階	63, 74

母親の体温	48	未知の領域	44
母親の膝	131	無我の世界	154
反抗（期）の意味	63, 68	無限の愛情	49
反対の合一	120, 126	無知の自覚	38
判断の基準	65	免罪符	70
パンフレット作成	13	盲点	44
反面価値	143	物の世界	94
被造物性	104	ものみの塔	119
否定的評価	30	モラトリアム	66
美の教育	113	モラトリアム期間	71
病院内学級	132	問題解決（法）	7, 31, 128
病院内の養護学級	132	問答法（産婆術）	41, 128
病院内保育	132		

や行

平等関係	58	揺れる母親模型	48
フィリア	38	養護学校	132
ブーバー	107	抑圧	67
不条理	69	四つの窓	44
仏教	163	夜泣き	63
物件化	47	夜と霧	144
物質的欲求	149		

ら行

物欲の愛	54	来談者中心療法	156
普遍的全人	109	理想主義的評価	24
フランクル	144, 146	律法	106
フロイト	92	リビドー	67
プロテスタント	69	ルソー	74
分析	38	ルター	110
ペスタロッチ	110, 123, 131, 153, 165	レ・ミゼラブル	102
ペトラルカ	71	霊感商法	117
ヘンダーソン	117	労作教育	122, 128
弁明	40	労作思想	123, 124, 126
弁論術	79	――，小原國芳	126
防衛機制	68	――，ペスタロッチ	123
ほうびと罰	83	労作的方法	128
訪問学級	132	論理（情動）療法	158
訪問教育	133		

わ行

母港	93	我と汝	51
本題	17	「我」の発見	69, 72

ま行

マイエウティケー	41
マインドコントロール	117
マズロー	164
マルティン・ルター	70
未熟	100
未熟の期間	153
未成熟者	1

175

著者紹介　髙谷　修（たかや　おさむ）

1948年　北海道瀬棚郡北桧山町赤禿出身。5歳；重症筋無力症発症。
1977年　専門学校三育学院カレッジ入学　1981年退学
1979年　玉川大学文学部教育学科 通信教育課程入学　1984年卒
1984年　佛教大学社会学部社会福祉学科 通信教育課程入学　1989年卒
2008年　佛教大学大学院教育学研究科 通信教育課程入学　2010年修了

1981年　両洋学園小学校教諭　1990年退職
1998年　京都保健衛生専門学校 講師　2007年退職
1999年　京都府看護専修学校 講師　他

主な著書　『看護学生のためのレポート・論文の書き方』
　　　　　『看護師に役立つレポート・論文の書き方』
　　　　　『看護学生のための自己学習ガイドブック』
　　　　　『看護学生のための倫理学』
　　　　　『教える技術がよくわかる髙谷流看護教育方法』いずれも金芳堂刊

看護学生のための**教育学**　―自己の再発見のために―

2002 年 9 月 1 日　　第 1 版第 1 刷
2005 年 9 月 10 日　　第 2 版第 1 刷
2010 年 4 月 5 日　　第 2 版第 3 刷
2013 年 4 月 1 日　　第 3 版第 1 刷
2016 年 3 月 10 日　　第 3 版第 2 刷

2018 年 12 月 10 日　　第 4 版第 1 刷 ©

著　　者　　髙谷　修
発 行 者　　宇山閑文
発 行 所　　株式会社金芳堂
　　　　　　〒 606-8425 京都市左京区鹿ヶ谷西寺ノ前町34番地
　　　　　　振替　01030-1-15605　電話　075-751-1111（代）
　　　　　　http://www.kinpodo-pub.co.jp/
組　　版　　株式会社データボックス
印　　刷　　株式会社サンエムカラー
製　　本　　有限会社清水製本所

落丁・乱丁本は直接小社へお送りください. お取替え致します.

Printed in Japan
ISBN978-4-7653-1767-2

JCOPY ＜(社)出版者著作権管理機構 委託出版物＞

本書の無断複写は著作権法上での例外を除き禁じられています. 複写される
場合は, その都度事前に, (社)出版者著作権管理機構（電話 03-5244-5088,
FAX 03-5244-5089, e-mail: info@jcopy.or.jp）の許諾を得てください.

●本書のコピー, スキャン, デジタル化等の無断複製は著作権法上での例外
を除き禁じられています. 本書を代行業者等の第三者に依頼してスキャンや
デジタル化することは, たとえ個人や家庭内の利用でも著作権法違反です.